21世纪骨质疏松新理论

第2版

张经坤　著

科学出版社

北　京

内 容 简 介

本书是一本专论。第一章介绍了骨质疏松的特征及对人体健康的危害，并提出应该对骨质疏松高度重视，防患于未然；第二章简要介绍了目前国内外治疗骨质疏松的药物，但是这些药物的治疗机制仍然是不清楚的；第三章是作者对当前的旧理论提出的明确质疑。书中的第四、五、六章是专论的重点：第四章是新理论的要点和要点外延的内容，并且详细地论述了新理论的基础原理；第五章是用动物实验对新理论的验证，内容十分丰富；第六章的主要内容是用新理论解释了当前在治疗骨质疏松理论中的许多疑问和困惑。第七章"预言"部分，作者提出了遗传基因对骨质疏松的影响以及发生的位置。

读者可根据自己的兴趣和需要，对章节内容各有侧重。本书很值得从事骨科学研究的学者阅读。

图书在版编目(CIP)数据

21世纪骨质疏松新理论 / 张经坤著. —2版. —北京：科学出版社，2016.11

ISBN 978-7-03-050309-1

Ⅰ. ①2… Ⅱ. ①张… Ⅲ. ①骨质疏松–研究 Ⅳ. ①R681

中国版本图书馆 CIP 数据核字 (2016) 第 258136 号

责任编辑：周 园 李国红/ 责任校对：何艳萍
责任印制：赵 博 / 封面设计：陈 敬 张威纬

科 学 出 版 社 出版
北京东黄城根北街 16 号
邮政编码：100717
http://www.sciencep.com

三河市骏杰印刷有限公司 印刷

科学出版社发行 各地新华书店经销

*

2005 年 6 月第 一 版 开本：A5（890×1240）
2016 年 11 月第 二 版 印张：3 1/4 插页 2
2016 年 11 月第二次印刷 字数：65 000

定价：**20.00** 元

谨以———

　　这本专论献给与我风雨相伴、相濡以沫 40 年的张泽民教授。我们都工作在南开大学化学院。这本书中最关键的甘氨酸螯合钙是她经过两年多时间，艰苦地探索，采用非常规的方法合成出来的，并且完整地测定了甘氨酸螯合钙元素分析、摩尔电导率、螯合物的稳定常数这些标志性的参数。她的研究工作是我们整个研究工作的基础，没有她的创造性的研究，我们就写不出这本专论。

　　作为生活伴侣，她一直默默地支持我的工作；作为一名学者，她始终恪守着淡泊名利的原则，不愿署名。所以这本书献给她，是她对本书巨大贡献的真实映示，更表达了我对她深深的感激之情！

张经坤

2005 年 3 月

再 版 前 言

《21世纪骨质疏松新理论》的作者张经坤教授是我的父亲。今天是父亲节，我要为天堂里我最亲爱的父亲送上一份特殊的礼物，为他即将再版的著作写下再版前言。

我已经想了很久，该如何写这篇再版前言，却一直没有真正动笔。这里面的原因有两个：一是我认为自己不是骨科学或生物科学的专业研究人员，没有资格为这样一本专论写下任何品评之语。二是因为我是个感情脆弱的人，每每回想起父亲以前在他那间斗室里伏案工作的情景，我总是泪水与笔墨齐下，不能竟书。

然而，理智是人类最高的才能，它可以让人变得更加坚强。每当我翻开这本"小红书"（父亲总是称他的这本著作为"小红书"）的时候，我总是感慨万千。即使我与父亲从事的专业领域不同，但他在书中所展示的那种不畏权威，与真理为友的科研精神却深深地叩击着我的心灵，我想也一定会打动每一位读者。

在第1版的前言中，我父亲曾经这样写道："真理总是在痛苦中呻吟，它不怕失败"。追求科学的真理，探究骨质疏松的真正原因是我父亲生命最后十年的科研主题，我有幸是他这十年艰苦工作的见证者。虽然他离开我已经两年了，但他那百折不挠的意志力，勇于创新的精神，严谨的科研态度以及对人民的大爱一直荡漾在我的心里，不仅是我的生活动力，也让我时时感到自己有责任将他的研究成果与科研精神传承并分享给每一位科技工作者。因此，我决定做好本书的再版工作，以此来缅怀我的父亲，传承他的科研精神。

本书首次出版于2005年6月，距今已经11年了。在这期间，社会发生了巨大的变化，生物医学界对于骨质疏松的理论和实践都更加关注，创新性思维成为研究的主流。对此，我的父亲早有预见，他曾这样讲过："21世纪是生物学、药学如鲜花般盛开的季节，但这鲜花却开在深山幽谷，悬崖峭壁，要想摘到必须不怕险阻，敢于攀登。这本著作就是我生命中尚未全开的一朵小花，今我将采到的这朵生命之花献给我所挚爱的广大人民群众，特别是骨质疏松患者们。"

本书所描述的内容是父亲后半生致力的事业，是关于骨质疏松理论的原创性研究专著。他作为一个物理化学家，转向生物医学和骨科学的研究，在科研上重新起航，以他一以贯之的哲学思维将追求真理的科学信念贯彻到了生命的尽头。科学应着眼于实现更伟大的社会价值，"把文章写在祖国大地上，把成果应用在祖国现代化建设的伟大事业中。如果我父亲用心血研究的骨质疏松新理论以及在新理论指导下的原创性产品——施骨密片能帮助人们生活地更加健康长寿，这就是对他最高的奖赏。

本书的初版是一本完整的科研著作，从问题的提出到理论的阐述以及实验的证明，环环相扣，任何一点修改都会破坏理论的完整性，因此，我保留了原著的所有内容，只是增加了作者科研小传，希望广大读者能从中更好地了解新理论的研发过程和作者的科研精神。

在组织再版的工作中，我要深深地感谢我最亲爱的母亲——张泽民教授，在父亲去世后，她以令人感佩的坚韧继续着科研工作，她自强、豁达、淡然的态度是我生活的支柱，时时刻刻感染着我，激励我做好本书的再版工作。

感谢亲爱的读者们阅读此书，我希望你们在阅读的同时，能奉献你们的真知灼见，我将一一记下，写信告诉天堂里的父亲。

张 蒂

2016 年 6 月 19 日于南开园

第1版前言

写这本小书时，我定了一个原则：要用自己的思维风格、自己做的科学实验、自己的语言来论述这本书的主体思想，即"21世纪骨质疏松新理论"。因此，这本书是写的，而不是文献汇编，书中所述论的新理论，都是文献尚未报道过的、作者最新的科学研究成果。

在科学研究中，我们尊重权威，但不能迷信权威。因为在科学的深层底蕴中是奥妙无穷的，还有许多未知数，我们应该去探索。所以本书开章明义，就直击所论述的核心问题：

1. 对当前国内外普遍流行的如雌激素缺乏引发了绝经期女性的原发性骨质疏松、钙缺乏引发了骨质疏松、抑制破骨细胞活性可以防治骨质疏松等观点提出了质疑，并否定了这些理论。同时，对当前所流行的治疗骨质疏松的药物如雌激素、降钙素、二膦酸盐类药物的使用提出了警示，这些药物不但不能治疗好骨质疏松疾病，反而又带来了严重的副作用。

2. 本书从成骨细胞、骨细胞和破骨细胞的作用机制，它们之间的相辅相成的关联；从骨的成分和构型，Ⅰ型胶原的组成和结构；从化学键的稳定性等的论述中，提出了"关于骨质疏松的新理论"。以实践是检验真理的唯一标准为指导，设计了多种方案的动物实验，对新理论进行了验证，充分证明了新理论的正确性。新理论的提出，为骨质疏松的治疗和骨质疏松的预防指出了新的科学的方向，具有重要的理论意义和实践意义。

3.书中涉及骨科学、解剖学、生物化学、物理化学、非平衡热力学、药物学等学科，是一个边缘学科相互渗透的新领域，而且只有这样的综合，才能提出这样的理论，是任何单一学科所难做到的。

作者坚信唯物辩证法对自然科学的指导意义，书中各个章节及它们之间的联系都贯穿着抓主要矛盾，抓主要矛盾的主要方面的研究方法。

著名物理学家周培源教授曾经指出："在理论工作中，要坚持实践的观点，实践是检验真理的唯一标准。一个理论提出来，第一，要看它能不能说明旧理论已说明的现象；第二，要看它能不能说明旧理论不能解释的现象；第三，要看它能不能预言还未注意到或将要发生的现象。"

本书中所提出的新理论遵循了以上三原则。

这是一个与目前关于发生骨质疏松诸理论完全不同的新理论，并用实验证实了它的正确性。但是，新的真理往往使人感到不舒服，因为它不具备奉承和迎合的品格，它不奉承自负的权威，只承认严酷的事实。因此，这个新的理论一定会受到多方面的关注，这是我所期望的，真理只有通过论战才能确立，虽然真理总是在痛苦中呻吟，但它不怕失败。真正的知识往往来源于不同观点者，所以，每一位不同观点者必将是我的良师。

这本书最重要的价值在于它质疑了当前国内外关于骨质疏松的理论，指出了当前治疗骨质疏松药物存在的问题，虽然它自身并不完美，但却显示出"花未全开月未圆"的生命力，它将沿着明确的方向不断地完善自己。

致谢：本书中的动物实验，一年的临床观察都是在天津市中西医结合骨科研究所完成的。于顺录、王莉二位骨科专家所领导的科研组同我们进行了联合攻关，他们两位出色的实验，最充分地证实了新理论的科学性、正确性，我对他们卓有成效的工作表示深深的感谢。

张经坤

2005 年 3 月

南开园

本 书 说 明

　　这本书是一个专论，一个 21 世纪最新的骨质疏松新理论。一般来讲，一个理论大约用五六百字，即一页纸就可以阐述清楚了，但是新理论产生的背景和意义就必须加以详细论述。由于本书是一本专论，所以涉及的专业术语和专业内容较多，而读者的兴趣又迥然不同，为了节省读者的时间，我把书中各章节的内容做一简单介绍，以供读者选择阅读。

　　书中的第四、五、六章是专论的重心。第四章是新理论的要点和外延的内容，并且详细地论述了新理论的基础原理。第五章是用动物实验对新理论的验证，内容十分丰富，充分体现了实践是检验真理的惟一标准的原则。第六章的主要内容是用新理论解释了当前在治疗骨质疏松理论中的许多疑问和困惑，如"为什么单纯补钙不能治疗骨质疏松？为什么补充雌激素，注射降钙素和服用二膦酸盐类药都不能真正治愈骨质疏松？为什么破骨细胞的功能是不能阻断的？"等疑问。读者可根据自己的兴趣和需要，对章节内容各有侧重。我想从事骨科学研究的学者在这三章多花一些时间仔细阅读是很值得的。

　　一般非专业的读者要多用点时间阅读第一、二、三章。第一章介绍了骨质疏松的特征及对人体健康的危害，并提出应该对骨质疏松高度重视，防患于未然。第二章简要介绍了目前国内外治疗骨质疏松的药物，但是这些药物的治疗机制仍然是不清楚的。第三章是作者对当前的旧理论提出的明确质疑，例如：倡导补钙几十年，为什么单纯补钙不能治疗骨质疏松？雌激素替代疗法已经提出了近半个世纪，为什么至今尚不能清楚明确地阐述骨质疏松与雌激素之间的关系？这些质疑不仅是一般读者的疑问，更是研究者的困惑，也是提出新理论的前提之一。

从事基因研究的专家学者们，笔者敬请您们认真阅读第七章"预言"。在这一章，作者提出了遗传基因对骨质疏松的影响发生在（Gly-x-y）三联体中 y 的位置上，这是由于赖氨酸的比例超过 6%造成的；并推测了婴幼儿的佝偻病是由于胎儿的胶原蛋白中的甘氨酸发生变异导致的。这一推测是需要实践来证实的，作者期望看到您们的指正。

目　　录

第一章 骨质疏松对人体健康的危害

§1.1 骨质疏松的定义

骨质疏松发生的真正原因至今尚不清楚，不可能把骨质疏松发生的本质定义出来，只能停留在对疾病现象的描述阶段，因而很难有一个统一的定义。但一旦患上骨质疏松，就会出现骨量减少、骨密度降低、骨折的危险性不断增加的现象，是公认的看法。

骨质疏松是全身性的老年骨代谢疾病，医学界把这种病分为原发性和继发性两种。所谓原发性指的是没有明显的病理性原因，主要是生理本身引起的，如绝经后的妇女和老年男性出现的骨质疏松；所谓继发性，指的是由于患了某种疾病如糖尿病、肾病等之后而引发的，称为继发性骨质疏松。一个人患上原发性或继发性骨质疏松都是可能的。以上仅仅是描述病情状况的定义，并没有反映骨质疏松发生的本质。

§1.2 骨质疏松对人体健康的危害

每一种疾病都要给人体带来危害，但不同的疾病对人体危害的症状、程度和时间的长短是不同的。有的疾病虽然危害程度严重，但可以及时治愈；而有的病一旦患上，很难治愈，且不断地加重。理论上可以这样认为，凡是因代谢障碍引发的疾病，它将与代谢过程并存，如糖尿病就是终身疾病，骨质疏松症就是骨代谢障碍引发的疾病。

骨质疏松疾病对身体健康危害的严重性，凡是骨质疏松患者都有切身体会，一旦患上，驱之不去。因此，提醒健康的人们应该早早认识它，及时发现及时医治，预防于萌芽初期，不要等疾病出现了再去维护健康，那就可能丢失治病最佳时间。

腰背疼痛是骨质疏松症最常见、最主要的表现。骨质疏松患者，由于骨强度不断降低，使得腰背肌经常处于紧张状态，而且逐渐导致肌肉疲劳，出现肌肉及肌膜性腰背疼痛，这种疼痛是由轻到重的一个缓慢的过程，开始并没有特别明显的症状，只是感到全身乏力，腰部发酸，不舒服，脊背肌肉有些僵硬，活动不便，偶尔全身有些疼痛，但又说不清疼痛的具体部位，这种疼痛称为钝痛，便是骨质疏松的开始，应赶快去医治。

疼痛到一定程度，特别是女性，疼痛的位置主要发生在腰椎部位，叫锐痛，同时还有颈椎骨质增生，睡不好觉，血压升高，头晕。到了严重时，疼痛难忍，夜不能眠，生活失去自理能力，骨密度降低，骨脆性增加，易发生骨折，甚至经常发生骨折，骨折后不易愈合，会发生肺炎、肺栓塞、脑栓塞等并发症，增加病死率。

知道了骨质疏松疾病的危害，就要正确认识、及早防治，保护自己的健康。

第二章　治疗骨质疏松药物的概述

有病就要治，治病就要吃药，吃药必须对症，对症就要清楚发病的原因。本章的重点是要总括目前各种治疗骨质疏松的药物是如何对症的，这些药物究竟对上或没对上病症。一般来讲，凡是确诊了病因，就会药到病除。凡是对症的药，基本上应具有量小、高效、无毒(准确讲应该是毒副作用很小)这三个特点。在我国，治疗骨质疏松的药分西药和中药两大类。下面分别进行讨论。

§2.1　治疗骨质疏松的西药

西医、西药治病的思维方式是分析哲学。所谓分析哲学，即对一个事物概念的内涵和外延都要给出分析的定义，如研究美学时，要首先深究什么是美本身。研究时间，首先要深究什么是时间本身。研究空间时，首先要深究什么是空间。由于对时空观的研究，爱因斯坦发现了相对论。西医在研究骨质疏松时，首先要搞清骨骼的结构，骨本身的组成。西医在研究药时，一定要分析清楚药的化学组成，分子式、结构式、官能团的位置和性质，人吃了药之后，一定要深究药在人体内的化学反应，即药起作用的机制。总之，分析哲学的最基本目标，是从基础处出发，去发现矛盾，然后消除矛盾。

西医对发生骨质疏松的分析：凡是骨质疏松患者都表现为骨盐减少、骨密度降低的病状。因此，阻止或减少骨盐的流失，就是西医治疗骨质疏松和用药的"主体思想"。下面是一些有代表性药治疗骨质疏松原理的理念。

§2.1.1　雌激素替代疗法

20 世纪 40 年代，Albright 发现女性绝经之后，骨质疏松发病率增加，他把这两个现象联系起来，认为女性绝经之后，由于雌激素减少，引发了骨质疏松发病率的增加，为了医治女性的骨质疏松，就要大量补充雌激素，称为雌激素替代疗法。

人体内有很多种激素，雌激素仅仅是一种，它包括雌二醇（estradiol，E_2），雌三醇（estriol，E_3），雌酮（estrone，E_1），孕酮（progesterone，P）等，其中雌二醇的活性最强。

雌激素是人体内最重要的性激素之一，主要生理功能是促进性器官的发育，使子宫肥大，动情，求偶，产生性欲，促进副性器官（如乳腺）的发育等。

雌激素和骨的生长和再建有什么关系？雌激素和骨质疏松的发生有什么关系？至今尚不清楚。然而近十多年的研究，比较一致的观点是雌激素可以抑制破骨细胞对骨的吸收，但确切的机制仍不清楚，可能是间接的[1]，即雌激激素通过促进降钙素的分泌来控制骨的吸收。

§2.1.2　降钙素的功能

降钙素的概念是 1961 年由加拿大生理学家 Copp 提出来的。现已证实它由 32 个氨基酸组成，是甲状腺滤泡旁细胞（parafollicular cell）或称 C 细胞分泌出来的，甲状腺和胸腺也能分泌，但数量较少。人、牛、羊、猪、鼠、鳗鱼、鲑鱼等的降钙素一级结构虽不相同，但都是由 32 个氨基酸组成的。降钙素具有迅速降低血钙的生理作用，用于治疗骨质疏松是最近十几年才开始，对骨的作用是直接抑制骨的吸收，主要是抑制破骨细胞的活性和数量，服用时，依据病情要加服钙 600～1200mg 和维生素 D 400U。

动物实验证实，等量降钙素对幼年动物比对成年动物作用更明显，当把 C-端的脯氨酸去掉时，其生物活性近乎完全消失；当二硫键被破坏时，则会丧失全部活性。"临床上也发现，用降钙素治疗(骨质疏松)短期效果非常明显，而长期使用则效果欠佳，甚至骨的吸收率有时恢复到原有的高水平[1]，对此，目前尚不能给予明确的解释。"这就意味使用降钙素最终不能治疗骨质疏松症，因此，雌激素最终也就不能治疗骨质疏松。

§2.1.3　二膦酸盐类药

二膦酸盐是化学合成的一类药物，其基础构架如下：

$$\begin{array}{ccccc} HO & & R_1 & & OH \\ & \diagdown & | & \diagup & \\ O= & P & -C- & P & =O \\ & \diagup & | & \diagdown & \\ HO & & R_2 & & OH \end{array}$$

合成时，不断改变 R_1 或 R_2 或同时都改变，就会得到许多种药物。到目前为止，已经有第三代出现。其三代的主要代表性药物如下。

第一代主要代表：羟乙膦酸盐(etdronate，Eti)和氯屈膦酸盐(clodronate.Clo)。

第二代主要代表：帕屈膦酸盐(pamidronate，Pam)。

第三代主要代表：阿仑膦酸盐(alendropate，Ale)、瑞屈膦酸盐(resedronate，Ris)、斯孟膦酸盐(cimdronate，Cim)和埃本膦酸盐(ibandronate，Iba)等。

20 世纪 60 年代，二膦酸盐是用于治疗 Paget 病(畸形性骨炎)，到 90 年代开始用于治疗骨质疏松疾病，由于毒副作用比较严重，所以对其组成不断进行改变(主要改变 R_1 或 R_2)，直到今天出现了第三代。二膦酸盐治疗骨质疏松的机制尚不清楚，到目前有以下三种观点：①二膦酸盐干扰成熟破骨细胞的功能；②抑制了溶酶体酶，抑制了焦磷酸分解酶；③通过直接作用于成骨细胞，阻断破骨细胞从成骨细胞直接获得指令而活化。

以上三种观点都是假说，虽然彼此有某些不同，但这三种观点的真正内涵是相同的，那就是二膦酸盐通过不同的途径，最后抑制了破骨细胞的生成和活性，达到了治疗骨质疏松的功效。这个思想和降钙素的医治思路是相同的。因此，最终的结果也是不能达到治愈骨质疏松的目的。

§2.1.4　补充钙元素

钙元素在人体内大约有 1000g 左右，主要存在于骨骼中。人体每天都要从膳食中摄取钙元素，同时每天都要排出一定量的钙元素，这是一对动态平衡。相对而言，我国是属于相对低钙饮食，平均每天从饮食中摄取 400mg 左右钙元素[2]，但我国人民并没有缺钙的表现。至于说缺钙会引发骨质疏松，科学上还没有这个结论。

总结：治疗骨质疏松的西药种类很多，不再列举，但所有西药最终的目的都是阻止破骨细胞对骨的吸收，抑制破骨细胞的活性和数量，其最终目的就是要阻止钙元素从骨中的流失，这就是西药治疗骨质疏松的方法。

§2.2　治疗骨质疏松的中药

中国有几千年的历史，形成的思维方式是综合哲学。所谓综合哲学即天人合一、物我一体的思维框架，大宇宙观，大系统的思维方式。这种高超的智慧在中医治病的理论中有最好的体现。这一思想反映到中医时，认为人体发病的原因：人是一个整体，寒热温凉，风湿阴阳；用药时，又把药看成一个整体，阴阳配伍，子母兄弟。经过几千年的反复实践，中医中药形成了自己完整的治病理论，这是我们的宝贵财富，是对人类的杰出贡献。

中医的诊病中，没有"骨质疏松"这个词，但对治疗骨病，中医早已形成完整的治疗理论，认为骨病属于痹症，即由风、寒、湿引起的邪气，是由于肾虚造成的，治骨病必须从补肾治疗开始。

"肾为先天之本，主生长发育"，"肾藏精，精生髓"，如果肾精亏损，则导致骨痿。但中医所指的肾和西医的肾脏器官是完全不同的概念，它指的是一种功能，这种功能是促进全身血液流动，使各种代谢加快的功能。

中医治肾的药是多味药的综合配伍，组方很多，但其中有三味补肾药是不可缺少的，这三味药是：淫羊藿、补骨脂、巴戟天，是补肾药组方中的君药。甄权曰"诸药中甘草为君，治七十二种乳石毒，解一千二百般草毒"，君药即领衔之药[3]。

这三味药的功效为：淫羊藿主治一切冷风劳气，阴痿绝伤，四肢不仁，坚筋骨，补腰膝；巴戟天主治大风邪气，阴痿不起，安五脏，强筋骨；补骨脂主治肾冷精流，风虚冷，五劳七伤，骨髓伤败。这三味药实际是最重要的壮阳药。除这三味药外，许多治肾的组方中也经常出现龟板、仙茅、葛根和山茱萸等成分。

综合哲学也有不足之处，那就是模糊笼统，浑而不晰，因而严复说："擅一技，知一物而口不能言其故，此在智识谓之浑而不晰"。

科学发展到今天，中西医结合是一个大趋势，中药中各味的成分，西医用科学仪器是可以分析出来的。既然中药补肾有君药，必然有君药的化学成分。李恩等[4]对补肾治疗骨质疏松的中药组方进行了化学成分的分析，其结论是药化分析表明：补肾方药中含有黄酮类成分，主要为淫羊藿苷。黄酮类具有雌激素类似的结构，也有类似雌激素的作用，故又称之为植物雌激素。

黄酮类的植物激素

补肾药组方中，大多数都是各种植物的花、果、叶、根、茎、皮，它们含有黄酮类及其衍生物的成分，黄酮的基础构架类似雌激素的结构，因此能与雌激素受体结合，起到一定程度的雌激素的作用，故这类黄酮化合物称为植物激素。黄酮体是具有 2-苯色酮结构的化合物的总称，其基本骨架为6C—3C—6C。

在黄酮类化合物中，大豆异黄酮是主要代表，它主要存在于大豆及相关的制品中，目前已确定它有 12 种单体组成，但最主要的有两种，一种是染料木黄酮(genistein，G)，其结构为 5，7，4 三羟基异黄酮；另一种是大豆苷原，其结构为：7，4 二羟基异黄酮[5]。大豆异黄酮虽然称植物激素，但与真正的雌性激素相比较，其活性非常弱[6]，一般仅为雌激素水平的 $1 \times 10^{-5} \sim$

1×10^{-3} 倍。关于大豆异黄酮对骨质的影响，和雌激素一样，有互相矛盾的报道。有的研究者报道[7]，异丙氧黄酮能提高绝经后骨质疏松患者的骨密度；但有的研究者报道：对已造成骨质疏松模型的试验动物大白鼠给予大豆异黄酮（80mg/kg）12 周，不能提高骨密度和骨小梁的数量，说明大豆异黄酮不能逆转已形成的骨质减少[8]。

中医治疗骨病的原理，决不能简单归为仅仅是异黄酮的作用，恐怕另有道理，能否同合成胶原蛋白有关，应予深究。

结论：本章简单概述了当前治疗骨质疏松的中西药群，中心思想是为了从治疗骨质疏松的大角度，来综合分析这些药物所对应的骨质疏松发病的原因是什么？诊断清楚骨质疏松发病的原因是治疗骨质疏松疾病的出发点。2003 年，我国出现了SARS 流行，病原体是什么？有的专家认为是衣原体，只在宿主细胞内繁殖，为动物常见病原体，对人类亦可引起多种疾病。而另外一批专家学者经过实验室的排查、筛选确定是 SARS 冠状病毒，后者是对的，因此挽救了大批患者的生命。同样道理，当前许多骨质疏松患者愈治病情愈重的现象相当普遍，令人深思，这些药物真的对症吗？药物不对症怎么能治好骨质疏松这种疾病？提出这个疑问，是本章的目的。

第三章　对骨质疏松旧理论的质疑

一个新理论的产生，必然是在事物发展过程中否定之否定的结果，新理论必然要否定原有理论中的旧观点，或者全部否定，或者局部否定，至少也会对旧观点做出重大修改。所以，在我们提出新的骨质疏松理论之前，提出了对原有的关于发生骨质疏松的几种观点的如下质疑。

§3.1　骨质疏松是由钙缺乏引起的吗？

骨质疏松表现出骨量的减少，严重时可以测出骨密度（BMD）明显降低，于是就有结论认为：骨质疏松是由于缺钙引起的，因此，大量补钙就可以防治骨质疏松。这里的所谓大量补钙指的是大量摄入(intake)钙的含义。大量补钙的理由是：人体骨骼中的无机元素是由血液输送到骨骼中沉积下来的，而血液中的无机元素如钙、镁、铁和锌等都是从食物中摄取的，因此，若多摄入钙，血钙就会得到补充，血液就可以把更多的钙元素输送到骨骼中沉积下来，就可以防治骨质疏松。

单纯"补钙可以防治骨质疏松"是形式逻辑的思维，不是科学的论证。到目前为止"尽管每次会议都强调适当摄钙在骨质疏松防治中的重要性，但没有一次会议明确地表示钙缺乏是骨质疏松的原因，或详细地说明不适当地摄入钙的明显后果"[9]，而且对于骨质疏松严重的人，不能用单纯补钙来治疗[10]。医学上证明，严重骨质疏松的患者其血钙浓度往往高于正常人的水平，它说明，钙的摄入量、血钙、骨钙这三者并不是线性关系，并不是摄入钙愈多，骨钙就一定高。有时，甚至完全相反，"饮食中含过量的钙在肠道内可形成钙锌磷酸盐化合物，使三种元素均难以吸收"[2]。文献报道："事实上，在某些种族中，钙摄入量低的人群，骨质水平还高于终身高钙摄入的人群(In fact，low calcium intakes in some ethnic groups were associated with bone mass values higher than those in groups with high life long calcium intakes)"[11]，所以大量补钙可以防治骨质疏松的观点是不能成立的。当然商业广告宣传是另外一种事，因为广告不是科学。

既然单纯补钙不能防治骨质疏松，那么维生素 D 对治疗骨质疏松也就不太重要了，但是，由于加维生素 D 是补钙理论的重要组成部分，我们还是分析一下维生素 D 的作用为好：维生素 D 不能直接作用靶器官，它在发挥生理作用之前，必须代谢转变成维生素 $D_3[1, 25-(OH)_2-D_3]$，维生素 D_3 也不能直接作用靶细胞，维生素 D_3 的作用 "可能像其他类固醇激素那样促进 DNA 转录 mRNA。从而生成新细胞，合成对 Ca^{2+} 有高度亲和性的钙结合蛋白(Ca-Bp)。该蛋白分子质量为 2.5 万~2.8 万，含有大量的二羧基氨基酸(即谷氨酸和天门冬氨酸)及赖氨酸"[12]。实际上，这是对维生素 D 作用的一种假定，真实机制尚不清楚。"至于胆钙化醇如何促进 Ca^{2+} 的运输，还有跟 PO_4^{3-} 的关系，最后在骨中沉积等等，都尚待研究"[13]，有的论著更加明确指出："关于骨质疏松，它不是维生素 D 缺乏，而是蛋白质合成失常。成骨细胞生成骨基质和有机质障碍，使骨盐无法沉积而生成骨骼所致"[14]。所以，"钙缺乏造成了骨质疏松"的论点是不科学的。

§3.2 抑制破骨细胞的活性能防治骨质疏松吗？

"抑制破骨细胞的活性来防治骨质疏松"的思维，实际上是"钙缺乏引发了骨质疏松"思想内涵的外延。相当多的研究者深信钙缺乏是发生骨质疏松的原因，并从动物模型到人体试验等方法，试图来证实这种观点。有文献报道："目前研究最广泛、最深入的基因就是 VDRG(vitamin D receptor gene)，由于结论不一致，而且重复性较差，有的人认为它不能阐明骨量的个体差别，也不能预测骨质疏松发生的危险性……"[15]。单纯补钙防治骨质疏松是一条没有希望的路。

长期以来，实践证实，单纯补钙达不到治疗骨质疏松的效果，于是研究者想出了另外一种办法：既然从外部使钙补不进去，那就从内部设法控制钙的流失，即设法阻止骨盐从骨中流失，这种方法就是抑制破骨细胞的活性和数量，阻止破骨细胞对骨盐的吸收，借以达到补钙的效果，进而实现防治骨质疏松的目的。

在这个思想指导下，相继出现了推测其功能是抑制破骨细胞活性的相关药物(不管其药理是否真正清楚)，如二膦酸盐(已出现第三代)、降钙素等。到目前为止，除了他汀类药之外，几乎都宣称具有抑制破骨细胞的功能，其中也包括雌激素。

这种思维是非常合乎形式逻辑的，因为从外面补不进钙，唯一一条路就是从内部阻止钙的流失，方法只有一个：抑制破骨细胞的活性，阻止对骨的吸收。

实践结果如何？这些药物在一开始服用时，不同程度地确有微小增加骨密度的效果，尤其针剂降钙素，有着较明显的镇痛作用，但有效的时间很短，时间稍长病情很快复发，而且药效愈来愈短，这些药物最终都不能阻止骨质疏松疾病继续加重的病程，也没有显示出治疗骨质疏松的可靠的、科学证实了的结果。为什么是这样的结果？因为错误思想指导下的施药，不可能有正确的结果，抑制破骨细胞的功能，既不能有补钙的作用，也没有防治骨质疏松的功效。

§3.3　雌激素缺乏是绝经女性发生骨质疏松的真实原因吗？

女性绝经以后，骨密度迅速下降，许多绝经妇女患上了骨质疏松症，被称为原发性骨质疏松。表面上看起来，女性绝经后骨量的减少、骨密度的降低和女性雌激素的减少有着直接相关性。"缺什么就应该补什么！"雌激素缺乏了就应该赶快补充雌激素，既然要用补充雌激素的方法来治疗绝经女性的骨量减少或骨质疏松，人们自然要问雌激素和骨的生长和骨的再建有什么关系？

激素是生物体内特殊组织或腺体合成并分泌出来的一种微量有机物(犹如体内的微量元素一样)，它们由血液输送到特定的组织中，浓集到特定的某一部位，起特殊的生理作用。人体内有很多种激素，雌激素仅仅是一种。

雌激素是女性的性激素。主要调节女性性器官发育和副性征的出现，如性行为的进行，促进排卵，保护受精卵的着床和维持妊娠状态等，这是一种特殊的生理调控作用。

雌激素(ER)属于甾醇类激素，它的调控机制不同于含氮类激素，雌激素必须要进入被调控的功能细胞，直接作用细胞核。它的受体是细胞内已经结合了 DNA 的某种蛋白质。一旦它与受体结合，受体就会变成一种转录增强物质,通过转录生成 mRNA

而实现。雌激素是如何作用骨组织的？专论称："雌激素可抑制破骨细胞对骨的吸收已被公认，但确切的机制尚不清楚，其作用可能是间接的"[1]。说明雌激素没有直接作用于破骨细胞。专论继续称：雌激素对骨的调节作用可归纳为"提高 1α 羟化酶的活性，使 1, 25-$(OH)_2$-D_3(1, 25-二羟胆钙化醇)的合成增加，促进肠钙吸收和骨形成；促进降钙素分泌，抑制骨吸收；调节 PTH(甲状旁腺素)敏感性或减少低钙对 PTH 的刺激，抑制 PTH 分泌，减少骨吸收"[1]。总之，凡是能促进钙吸收的功能，雌激素都被间接联想之中。

调控机制是如此的含混，实际效果如何？自 1948 年 Albright 提出来雌激素替代法之后，开始给绝经后患有骨质疏松的女性大量的补充雌激素，其结果不仅没有从根本上治疗好骨质疏松，反而引发了女性子宫内膜癌、乳腺癌发病率的大大增加，时至今日，绝经女性骨质疏松患者有增无减。有的文献报道[16]："长期给予雌激素，会使骨吸收和骨形成过程都下降，而骨形成过程的下降更为明显，使骨矿物质含量减少出现负钙平衡。"这即表明，雌激素从根本上不仅不能增加骨量，反而会加速骨量的丢失。前述专论中又称"Aerssen 等的研究表明，ER 对骨强度没有明显的改善"。从本来的意义讲，骨质疏松的最本质特征是骨强度的降低，骨折发生率增加。治疗骨质疏松的科学标志，就是要恢复和提高骨的强度，提高抗骨折的能力。雌激素从根本上既不能阻止骨量流失，又不能提高骨强度，那补雌激素还有什么用！

长期以来，那种认为由于雌激素水平的降低而引发了原发性骨质疏松，并试图用大量补充雌激素的替代法来治疗骨质疏松，这种观点始终得不到实践的正面证实！"感觉只能解决现象问题(表象、假象)，理论才解决本质问题。"半个世纪的实践证明，雌激素替代法在理论上是令人怀疑的，其治疗绝经女性骨质疏松疾病的结果不仅是无效的，而且是有害的。请问雌激素缺乏是否是绝经女性发生骨质疏松的真实原因？

§3.4　激活成骨细胞，促进新骨的生成，可以防治骨质疏松吗？

于顺录等[17]几位专家报道："骨质疏松是一种严重影响人类健康的疾病，因增加老年人骨折发生的危险，而对社会、家庭造成极大的危害。现有的治疗药物如雌激素、降钙素、二膦酸盐等多为抑制破骨细胞对骨组织的吸收作用，从而减少骨丢失。在治疗上缺乏一种能激活新骨合成的药物，来治疗那些业已存在的、绝经后已有大量骨丢失的患者，但多年来尚未发现公认的促进骨形成而副作用小的药物。近年来 Mundy 在体外（与实验动物）筛选了 3 万余种天然与人工化合物，首次发现 statins（他汀）类药物是唯一可激活成骨细胞促进骨合成代谢的药物。"

这一段话是骨科专家们告诫人们骨质疏松疾病对人体的严重危害，及给家庭和社会带来的负担，并极为庆幸终于找到了唯一能激活成骨细胞活性的他汀类药物。但从作者的论文"对去势白鼠骨质疏松治疗的对比实验"的结果可以看到，他汀药组和抑制破骨细胞活性的二膦酸盐组，骨密度没什么差别，它们分别是 41.4mg/cm^2（他汀组）和 41.8mg/cm^2（二膦酸盐），研究者自己的结论是：与二膦酸盐组相似。这样的结果并不令人惊奇，因为它没有表现出成骨细胞对增加骨密度有特殊的、大的贡献，更没有报道对骨强度的贡献。

成骨细胞的水平，公认的是用骨的碱性磷酸酶的水平来表达。我们的大白兔断骨愈合与生物力学实验结果明显指出，虽然他汀组骨的碱性磷酸酶表达出了成骨细胞水平很高，但却无明显的正性作用，这使人怀疑成骨细胞的优势在哪里？激活成骨细胞，可以防治骨质疏松这种观点正确么？我们将在第五章中用实验进一步阐述这个问题。

于顺录等人的研究证明：成骨细胞并不是促进骨形成的唯一因素，更不是起决定性的因素，必然有更为重要的因素，但尚不清楚，尚没找到。

综上所述，我们所质疑的旧有的各种观点，它们在理论上是不正确的，在实践上没有一个确切的相对稳定的科学结论，因此，也不可能从基础上防止骨质疏松的发生和治疗已发生了的骨质疏松疾病。这是我们的质疑，也是我们提出新理论的前提。

第四章　骨质疏松新理论

到目前为止，防治骨质疏松理论的核心思想就是：如何阻止或减缓骨盐的流失(就是要增加骨密度)。它极其片面地放大了骨盐数量的作用，把骨盐的数量当成骨的一切，完全忽略了骨组成中另一重要成分骨有机质的极其重要性。在这一思想指导下，把能否增加骨密度当成评价药效的唯一标准，即使短时间内不再减少，也被当作药效的表达。新的理论不赞成这一主体思想，新的理论认为，这一主体思想正是目前所有药物都不能有效治疗骨质疏松的深层原因，即理论的错误。关于骨质疏松发生的原因，新理论的观点如下。

§4.1　骨质疏松新理论的要点

§4.1.1　要点

(1)骨质疏松是由于骨代谢过程中Ⅰ型胶原合成不足造成的，Ⅰ型胶原蛋白合成不足是由于体内合成Ⅰ型胶原所需要的氨基酸不足造成的，其中最重要的是甘氨酸的不足。

(2)骨质疏松是由于骨代谢引起的疾病，一旦发生，它将和骨代谢并存，任何试图用药物把它根除，在理论上是错误的，实际上是做不到的，惟有不断地向体内供给所需氨基酸，特别是甘氨酸、脯氨酸，增加与胶原蛋白 tRNA 的结合度，促进Ⅰ型胶原的合成，才是正确的方向。

(3)除了氨基酸外，任何药物或激素都不能直接参与胶原蛋白的合成，倘若某一激素有某种调节作用，也只能间接通过成骨细胞来实现。

§4.1.2 要点外延的推论

(1) 单纯补钙(包括加维生素 D)不能防治骨质疏松症，补钙治疗骨质疏松的观点颠倒了骨生成过程，钙在骨中的沉积只能发生在骨胶原蛋白合成之后。

(2) 抑制破骨细胞活性的任何药物，都不可能治疗骨质疏松，因为骨代谢是一个循环的整体，是不能被阻断的，破坏了这个循环体系，必将会引起新的代谢障碍。

§4.2 新理论的论述

§4.2.1 胶原蛋白合成的数量决定了骨的形成和发育生长，在 I 型胶原的合成中，甘氨酸是领衔的角色

人体骨质的构造堪称大自然的杰作，它的基础材料主要是以胶原纤维为主的骨基质和以钙磷为主的矿物质这两大部分组成。骨基质的 95% 是 I 型胶原蛋白，它以胶原纤维的形式存在于骨组织之中。而骨中的矿物，又称骨盐，它的主要形式是羟基磷灰石结晶，在骨组织中还有少量的无定形的磷酸钙。骨生成的过程是这样的，胶原纤维首先搭好有机框架，给骨盐准备好沉积的场所，而骨盐羟基磷灰石(hydroxyapatite)以结晶的形式排列在胶原纤维的周围。所以胶原纤维的合成是建造骨组织的先决条件，是必要的条件(是第一重要材料)。胶原纤维是由原胶原分子头尾相连接而成。原胶原分子的分子质量大约 30 万，长度为 280nm，胶原分子经多级聚合形成胶原纤维。经 X 射线分析证实，原胶原分子的二级结构是由三条单肽链组成的

三股螺旋，其中每一股螺旋又是一种特殊的左手螺旋。每一单股被称为 α-肽链。组成原胶原分子的 α-肽至少有五种：α-1（Ⅰ），α-1（Ⅱ），α-1（Ⅲ），α-1（Ⅳ）和 α-2。Ⅰ型胶原蛋白是由两条 α-1（Ⅰ）和一条 α-2 组成的三股螺旋。

这五种 α-肽链虽然氨基酸排列的顺序有所不同，但它们仍还有许多共同点，最重要的共同点是在一级结构里（氨基酸连接的顺序）α-肽链的 96% 都是以 (Gly-x-y)$_n$ 三联体的重复顺序排列而成。其中 Gly 代表甘氨酸残基，x 代表脯氨酸残基，y 代表羟脯氨酸或赖氨酸残基。这些残基的数量并不成 1/3 的比值，而是各有差异，现在以Ⅰ型胶原分子 $\{[\alpha-1（Ⅰ）]_2\alpha-2\}_n$ 为例，在 1000 个残基中，主要残基的相对含量：甘氨酸的残基为 330，脯氨酸是 129，羟脯氨酸是 96，赖氨酸是 30，羟赖氨酸占 4。由此可以看出，组成骨组织的有机框架的Ⅰ型胶原纤维是由 3～5 种氨基酸组成的，没有这些氨基酸就不能合成Ⅰ型胶原纤维，就搭不成骨框架，就生不成骨组织。这些氨基酸的种类不够就合不成胶原纤维，数量不足，就会严重影响骨框架的构造，尤其是甘氨酸的数量有着至关重要的作用。蛋白质在人体内合成时，如果缺乏氨基酸，合成就会减慢或停止。甘氨酸不是必需氨基酸，人体可"自行合成"，这个合成出现障碍，就直接影响到Ⅰ型胶原的合成。

§4.2.2　Ⅰ型胶原之间的氢键决定了胶原纤维结构的强度，甘氨酸在生成氢键时，起着不可替代的作用

Ⅰ型胶原蛋白在体内是以胶原纤维方式存在，胶原纤维具有很强的抗张力强度，如肌腱中大约 1mm^2 粗细的胶原纤维能够承受 20～30kg 的重量。为什么会有如此大的抗张强度，是由胶原纤维的结构所决定的，胶原纤维是一种有机晶体结构。

每一条 α-肽链，当它们独立存在时，有两种非常规则的二级结构：α-螺旋和 β-折叠结构[18]，如图 1～3 所示。当单肽链是 α-螺旋结构时，它遵守右手法则。所谓右手法则。很像电磁学中，通电螺旋管内产生的磁场方向和通电电流方向之间的右手螺旋规则的关系：右手大姆指向为螺旋上升的方向（电磁学中指的 N 极的方向），螺旋旋转的方向是右手四指卷曲的方向。这种 α-螺旋的螺间距（pitch）为 5.4 Å（1 Å＝10^{-7}mm），这种螺旋是非常稳定的结构，维持这种结构的力是靠螺旋内部的氢键，如图 1 所示：从第 n 个残基开始，它的羧基[C＝O]

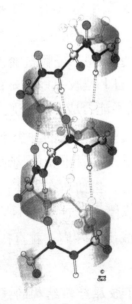

图 1　结构的秘诀：α-螺旋

这种右手螺旋每圈 3.6 个残基，虚线代表沿肽链延伸的四个残基的 C＝O 基团和 N—H 基团之间的氢键[18]

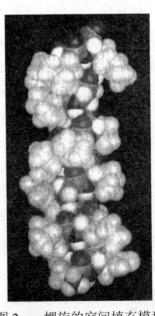

图 2　α-螺旋的空间填充模型

骨架原子的颜色为：碳原子绿色，氮原子蓝色，氧原子红色，氢原子白色。侧链（黄色）伸出螺旋。该 α-螺旋是抹香鲸肌红蛋白中的一个片段[18]

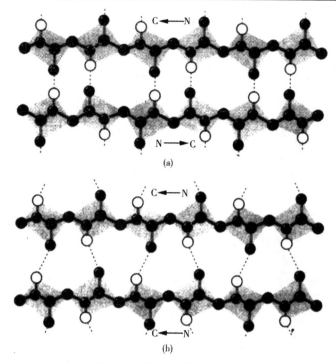

图3 结构的秘诀：β折叠

虚线代表肽链间的氢键，为清楚起见，省略了侧链(a)反平行β折叠；(b)平行β折叠[18]

沿螺旋轴方指向第 $n+4$ 个残基的[—N—H]基，形成[—N—H—O—]氢键，键长大约为 2.8 Å，这是非常强的氢键，螺旋内的这种氢键保证了 α-螺旋二级结构的稳定性。在形成内部氢键时，氨基酸的侧链从螺旋中心向外伸出，避免了空间位置的互相干扰，使螺旋中心紧密堆积。

当三股单链 α 肽互相螺旋在一起形成三股螺旋时，即形成胶原分子纤维状态时，它们之间靠什么力来稳定其结构呢？三股螺旋，也是 α-螺旋，其结构仍然是主要靠氢键来保持，只是这种氢链发生在单肽链之间。

当三股 α 肽形成 α-螺旋时，很像高质量的绳或缆，三个单股在里面是左手旋转，三个单股绕在一起形成右手超螺旋结构。如图 4 所示。

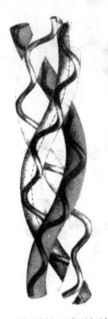

图 4　胶原的三螺旋结构
左手多肽螺旋缠绕在一起形成右手超螺旋结构[18]

我们以 I 型胶原纤维为例来分析氢键的形成：I 型胶原蛋白是典型的 α-螺旋，是由 [Gly-x-y]$_n$ 三个残基序列重复组成，以 x 代表脯氨酸残基，y 代表羟脯氨酸或赖氨酸残基为例，三个螺旋肽链在 α-螺旋中有序地错开，来自三个单链的三个残基就会出现在同一个肽平面上，每一个平面上的甘氨酸残基中的

$[-\overset{H}{N}-H]$ 基与相邻肽链中残基的羰

基氧生成极强的 $[-\overset{H}{N}-H-O-]$ 氢

键，这样三股螺旋中的三个单肽链之间，互相形成氢键，靠氢键的作用互相紧密地联系起来，拉向螺旋中心，使 α-螺旋致密、结构稳定。如图 5 所示。在生成氢键的过程中甘氨酸起到了决定性的作用，因为肽链的每三个残基穿过 α-螺旋中心时，中心空间位置很小，只有甘氢酸的侧链才能进去 (侧链是一个氢)，保证了 α-位置上的 $[-\overset{H}{N}-H]$ 提供 [-H] 同另一链的羰基氧生成氢键。甘氨酸是氨基酸中分子最小的氨基酸，没有侧链，在肽链中不会产生位置效应，因此甘氨酸对于 α-螺旋生成稳定的结构起到了决定性作用，只有甘氨酸才能起到这个作用，而且是不可替代的。所以，没有甘氨酸就生不成 I 型胶原蛋白，

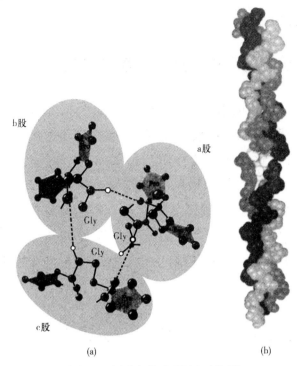

图 5　胶原中的分子相互作用

（a）胶原三螺旋中的氢键作用：顺着螺旋轴方向显示各条肽链上的一个 Gly 和两个 Pro（x 和 y）。残基错开排列使 Gly、x 和 y 三个残基沿轴出现在每一平面。虚线代表 Gly 的 N—H 基与邻链 Pro 的氧原子间形成的氢键。每条肽链上第三个残基必定是 Gly，因为没有任何其他残基可适合接近螺旋轴的位置。Pro 庞大的侧链在螺旋外围，那里没有立体位阻[19]。（b）类胶原肽的空间填充模型：3 条平行肽链（蓝、紫、绿色）错开一个残基。用 Ala 残基（黄色）替换正常出现在各肽链上的 Gly 残基，导致正常胶原结构的严重变形 [18]。

没有甘氨酸就形不成稳定的 α-螺旋结构，确切地讲，没有甘氨酸就构建不成骨框架，就形不成骨组织。在（Gly-x-y）$_n$ 的三联体中，可以改变的是 x 和 y，惟独甘氨酸不能改变，即有一个甘氨酸出现变异，也会引发骨质疏松。科学地、及时地补充甘氨酸是骨生成和发育的保证，更是克服蛋白质合成障碍的保证，也是防治骨质疏松的保证。

§4.3　化学键的断裂是产生骨质疏松的直接内因

　　"事物发展的根本原因，不在事物的外部，而是在事物的内部"。在 α-螺旋内部有氢键，但在 α-螺旋纤维之间还存在一种共价交联键，这种键主要作用增加了 α-螺旋彼此结构的热稳定性和酸稳定性。我们仍以Ⅰ型胶原纤维为例，当Ⅰ型胶原中 y 的位置上是赖氨酸残基时，在含铜的赖氨酸氧化酶作用下会发生氧化脱氨反应，生成 ε-醛基赖氨酸残基(allysine)，然后再与相邻的赖氨酸残基的 ε-氨基发生反应生成共价交联键：

$$
\begin{array}{l}
\mathrm{C{=}O} \\
| \\
\mathrm{HC{-}(CH_2)_3{-}CH_2{-}NH_2} \quad \xrightarrow[\;-NH_3\;]{\text{酶(Cu)}} \\
| \\
\mathrm{NH}
\end{array}
\qquad
\begin{array}{l}
\mathrm{C{=}O} \qquad\quad\ \ \overset{\varepsilon\ \ O}{} \\
| \\
\mathrm{HC{-}(CH_2)_3{-}C{-}H} \\
| \\
\mathrm{NH}
\end{array}
$$

　　然后再与相邻的赖氨酸残基的 ε-氨基发生反应形成共价交联键。

$$
\begin{array}{l}
\mathrm{C{=}O} \\
| \\
\mathrm{HC{-}(CH_2)_3{-}CH_2{-}NH_2} + \mathrm{O{=}C{-}(CH_2)_3{-}CH} \xrightarrow[\;-H_2O\;]{} \\
| \qquad\qquad\qquad\qquad\qquad\quad | \\
\mathrm{NH} \qquad\qquad\qquad\qquad\qquad\ \mathrm{NH}
\end{array}
$$

$$
\begin{array}{l}
\mathrm{C{=}O} \qquad\qquad\quad\mathrm{H}\ \ \ \mathrm{H} \qquad\qquad\qquad \mathrm{C{=}O} \\
| \qquad\qquad\qquad\ | \ \ \ | \qquad\qquad\qquad\quad | \\
\mathrm{C{-}(CH_2)_3{-}C{-}N{=}C{-}(CH_2)_3{-}CH} \\
| \qquad\qquad\qquad\qquad\qquad\qquad\qquad\ | \\
\mathrm{NH} \qquad\qquad\qquad\qquad\qquad\qquad\ \mathrm{NH}
\end{array}
$$

　　在共价交联中[—N＝C—]是双键，是由一个 α 键和一个 π 键组成，[—C＝N—]键的形成使键能增加，键长变短，增加了骨组织的强度，但是 α-螺旋之间却失去了旋转的自由度，在 Ramchardrom 空间的位置变得更少。随着年龄的增加，在 α-螺旋内部和 α-螺旋之间，这种共价交联键会生成得越来越多，因此，使得胶原纤维逐渐变得硬而脆，不断地改变了肌腱、韧带、软骨和骨组织的机械性能，失去弹性和韧性，变得很易断裂。这便是由于胶原纤维之间化学键性质的改变，而出现骨质疏松的胶原蛋白的直接内因，也是引发有机骨框架被破坏的内因。

§4.4 骨质疏松发生的渐进过程

骨质疏松的内因是由于 α-螺旋内部和外部微观结构受到微撞出现断裂、又得不到恢复而引起的，而这种裂纹的加深就是骨质疏松的开始，这是一个渐进的缓慢的过程，其演变过程如下。

1. 骨组织微观结构的老化

随着年龄的增加，α-螺旋内和 α-螺旋之间共价交联键的大量生成，使得胶原纤维搭建成的骨框架变得硬而脆，而且失去了弹性，由于内因或外因对微观结构的微撞，就会造成共价交联键的断开，骨框架就会出现裂纹，这个阶段被称之为骨的老化。老化开始时，人体不会有任何感觉，这是引发骨质疏松的开始。

2. 骨组织微观的退化

随着骨组织微观结构老化程度的不断加重，骨组织中出现的裂纹将不断加宽加深，由裂纹变成裂缝，骨架原先承载的骨盐由松动而开始脱落和流失。在宏观上表现出骨盐的减少，或骨密度的降低，这就是骨组织的退化，此时人体已有全身钝痛向局部锐痛转化，乏力、腰腿痛、身体不适等感觉已非常明显，并不断加重，这个阶段骨密度测定仪已经可以测出骨密度降低的具体数值。

3．骨组织的朽化

随着骨组织退化的加重，胶原纤维构建成的骨框架就会出现大范围的断裂，骨盐出现大量流失，女性首先表现出腰椎压缩性变形，男性出现胸椎和股骨颈疾病，骨组织常常出现自重性骨折，也大大增加了外因负载性骨折的发生，骨组织已经朽化，骨强度不堪一击，任何轻微动作都可能造成骨折。此时，人体已经出现严重的骨质疏松症及相关的疾病，尤其容易诱发肺炎或肺栓塞。

4．肌腱、韧带机械性能的改变

肌腱、韧带是骨组织的外围组织，是骨骼承受外力的重要成分之一，它们保护着骨骼总是处在正确的物理位置，处在平衡范围之内。一旦肌腱、韧带机械性能发生了改变，本身变成硬而脆，失去了迫使骨骼回复到正确物理位置的应力，这将会加速骨质疏松的病情，并引发一系列的神经性疾病。

这就是骨质疏松由发生发展、由轻到重的一个演变过程。

骨组织微观结构这三种状态的变化，并没有确定的数量界限，只是现象的描述，骨密度的变化也反映不出来这种结构变化的本质，只有 X 射线衍射图才能反映出结构的差别，生物力学的测定是最准确的，但对于人体的生物力学测定是困难的，几乎做不到。

§4.5　骨质疏松是可以预防的

骨质疏松的发生是由于胶原蛋白合成出现障碍引发的。胶原蛋白合成的数量和生命是同步的。不同的细胞合成不同的蛋白质，即使是同一种细胞，在生命的不同时期，所合成的蛋白质在种类和数量上也常有不同，这是人体自身调节的结果，是适应自身生理现状的需要。女性绝经之后，身体会自动调节各种激素和蛋白合成的数量，如果各种激素调节得好，蛋白合成不出现障碍，骨质疏松疾病就不会发生，也就是说，并不是每一个女性绝经之后都必然要发生骨质疏松，并不是每一位老人一定都患骨质疏松。所以骨质疏松是可以预防的。

本章可以总结如下：

新的理论认为，骨组织是由于胶原纤维构建成骨框架而形成，骨质疏松正是由于胶原纤维构建成的骨框架出现断裂而发生，如何防止骨质疏松的发生，那就要保护好骨框架，阻止骨框架裂纹的出现，就可以预防骨质疏松的发生；如果能阻止裂纹的不断扩大，骨质疏松就可以得到及时治疗，其方法是科学地补充氨基酸，特别是甘氨酸。甘氨酸不是必需氨基酸，人体内可以自己合成，但是体内自己制造不足，缺乏合成蛋白质所需要的原料，蛋白质的合成就会因此而减慢，甚至中断，而引起相应的疾病，所以及时补充氨基酸，促进新骨的不断形成，修复撞坏了的骨框架，这是参与代谢、促进代谢的最科学的方法。骨质疏松越严重，其效果愈明显，这个结论将会不断地被科学实验和临床观察所证实。

第五章　科学实验对新理论的验证

科学实验和社会实践是检验真理的唯一标准。本书第四章在阐述新理论的要点时，曾经指出，科学地摄取合成胶原蛋白的氨基酸原料，对防治骨质疏松起决定性作用。并在详细的论述中强调甘氨酸在胶原蛋白中的突出重要性，本章将通过各种实验动物病态模型，对新理论加以验证。

§5.1　人体对氨基酸的摄取

氨基酸是两性化合物，每一种氨基酸都有确定的等电点，在不同的 pH 范围显示出不同的碱性或酸性。根据吸收理论(附录一)，人体对氨基酸的吸收是属于主动吸收机制[20]。小肠刷状缘的细胞是双层脂质膜，带电粒子是不能被直接吸收的，氨基酸就是带电的粒子。人体要吸收氨基酸必须通过中介运载体，即中介载体首先要同氨基酸生成中性化合物，才能通过小肠刷状缘细胞膜，这种载体有的可谓分子伴娘，有的可以互为载体(附录二)。有些抗生素作为金属离子的载体，可促进金属离子的转运，例如 K^+ 离子同缬氨霉素螯合后，可以使 K^+ 离子通过双层脂膜能力提高 1 万倍，所以，要想使甘氨酸被吸收，必须首先使甘氨酸生成中性螯合物。

甘氨酸的中性螯合物很多种，如甘氨酸钙、镁、锌和铜等等，究竟选哪一种更科学！众所周知，药物在人体各器官中有一种"浓集现象"，即药物在人体各器官中的分布是不平均的，这种"浓集现象"正是药物起作用或不良作用的理论基础，如元素碘主要分布在甲状腺中，氯喹在感染疟原虫的红细胞中比血浆高 300 倍[20]。无机元素钙主要分布在骨组织中，依照"浓集现象"原理，摄取甘氨酸应选择甘氨酸螯合钙最为科学。甘氨酸螯合钙应是纯的化合物，而不是像有些商家提供的分子量不确定的混合物，商家媒体宣称为螯合钙，且莫把广告当科学。一种药的分子量、分子式、结构式、同分异构体这些参数决定了它们的化学和物理性质，它们的化学物理性质又决定了它们在人体中的药理作用，如 L-氨基酸和 D-氨基酸由于旋光性不同，就具有不同的手性，也就决定了它是药或是毒药的性质。所以，我们强调甘氨酸螯合钙要是非常纯的化合物，而不是混合物。

§5.2 甘氨酸螯合钙的制备

制备甘氨酸螯合钙方法很多，但化学反应是很严格的，同一个反应，如果投料有不同，反应温度有不同，会得到不同的产物。如可以生成甘氨酸钙，它是一种可溶性的盐，而不是螯合物。正确氨基酸螯合如化合物(1)所示，同样也可以有不同产物，如化合物(2)、(3)、(4)、(5)这些都不是中性螯合物，不是我们所期望的构型。

(1)

(2)

(3)

(4)

(5)

要确定某一化合物是不是螯合物，必须有一系列参数，下面以甘氨酸螯合钙为例。

(1) 甘氨酸螯合钙的分子式：$Ca(NH_2CH_2COO^-)_2 \cdot H_2O$。

(2) 甘氨酸螯合钙的分子质量 206.08。

(3) 甘氨酸螯合钙的元素分析：

	C%	H%	N%	Ca%
理论值：	23.29	3.91	13.58	19.1
实验值：	23.27	3.87	13.02	19.04

(4) 甘氨酸螯合钙的摩尔电导率：$\Lambda = (46.61 \pm 0.2)\Omega\ cm^2/mol$。

(5) 甘氨酸螯合钙的稳定常数：$\log k = 6.787$。

螯合物的稳定常数是非常重要的参数，稳定常数的大小决定了药效的性质，决定了被人体的利用率，决定了与其他药反应的可能性。

没有以上最基础的参数，就无法判定是否是甘氨酸螯合钙。目前有些研究者用大米或大豆蛋白同各种金属离子混合液进行混合反应，其产物宣称是氨基酸螯合物，但是给不出任何确切的分子式，更给不出结构式，当然也就无法给出稳定常数，这样的药物其疗效就失去了科学性。

在实验时，为了减少用量的误差，我们对纯甘氨酸螯合钙添充了添加剂，添加剂的主要成分是医用淀粉、适量的氨基酸和糊浆等辅料，轧成片重300mg，每片含100mg甘氨酸螯合钙的片剂，向卫生部申请了保健食品，商品名为施骨密片，批号为"卫食健字(2003)第0170号"，人体推荐量为1片/d，按人体平均60kg计，相当于5mg/kg的剂量，以这个剂量作为参数，进行动物实验。但在做动物实验时，我们仍称是甘氨酸螯合钙组。

§5.3　科学实验对新理论的验证

在骨科学中，有三个大问题是专家们期望能得解决的：①如何治疗骨质疏松，尤其是治疗女性绝经之后出现的原发性骨质疏松，其治疗效果的主要标志就是要增加骨密度；②在骨质疏松没有发生之前，如何提高骨的质量，预防骨质疏松的发生，其主要标志是增加骨的抗骨折、抗破坏的能力；③骨折发生后，如何加速断骨愈合，减少伤者卧床时间，防止并发症的出现，如肺炎、肺栓塞等，这对于老年人尤为重要。

为此，我们设计了三种状态的动物实验模型，进行相关药物的对比实验，借以验证甘氨酸螯合钙对上述三种病症的作用，以科学实验来验证我们新的理论。

§5.3.1　实验 1.治疗去势大白鼠骨质疏松模型的对比实验

设计这个实验的目的，是要对比验证对绝经后妇女产生的骨质疏松的治疗效果，患原发性骨质疏松的这部分人群，约占骨质疏松患者的 90%以上。我们的方法就是把雌性大白鼠的卵巢切除，相当于女性绝经，然后正常喂养 30 天，以确定证实已出现了严重的骨质疏松症状，然后在同一条件下进行相关药物对比实验。

1．实验动物的选择

实验动物：购自天津动物实验中心，SD 雌性大白鼠 90 只，3 月龄，体重在 200g 左右，喂养一周观察无异，便可作为选定标准。

2．绝经模型的制备（又称去势）

采用 1.5%复方氯胺酮 0.5ml/kg 肌内注射麻醉，无菌条件下于后背部，脊柱旁腹后壁处切口，分次切除大白鼠双侧卵巢，结扎输卵管、血管，冲洗后闭合切口。这 90 只大白鼠中有 15 只只做背部切口，但不切除卵巢，这 15 只称之为假手术组，以备作为正常对照组。

3．动物的分组与喂养

去势手术一个月后，处死假手术组和去势组各 5 只，进行解剖并取得骨质疏松的骨小梁结构图，作为一个月时骨质疏松的标准和正常对照组的标准。剩下的动物随机分组编号，采用标准饲料作为基础饲料，而不同的组要分别另加不同的实验用药物，为了简单起见，喂养的标准基础饲料不再说明，只标出另加的药物及其用量。喂养 100 天时，全部处死。

实验动物分组及其另加药物和用量如下：每组所给的药物剂量的数字没有特加注明时，均指的是每只鼠每天的喂量。

A 组：假手术对照组，作为正常发育的对照组，用于观察正常条件下，骨密度的大小和骨小梁的构型。

B 组：去势对照组，典型的去势后出现的骨质疏松模型组，用于观察去势 130 天之后，大白鼠骨密度降低的水平和骨小梁结构的变化。

C 组：雌激素对照组，加喂尼尔雌醇(ER)0.01mg。

D 组：二膦酸盐对照组，加喂 0.04mg，喂一周停三周，再喂一周。

C、D 两组，加喂的都是被认为能够抑制破骨细胞的药，目的在于观察抑制破骨细胞的活性后，阻止对骨的吸收作用、对骨密度及骨小梁结构的影响。

E 组：钙尔奇 D 对照组，加喂 60mg 碳酸钙(折合 24mg 钙元素)，用意在于考察大量补钙能否治疗绝经后出现的原发性骨质疏松。

F 组：辛伐他汀(simvastatin)对照组，加喂辛伐他汀片 1mg，喂两周停五周，再喂两周，停止被处死。这一组用意在于观察被公认的唯一能够激活成骨细胞、促进新骨形成的他汀药物对骨密度的贡献和对骨小梁结构的影响。

G 组：小剂量的甘氨酸螯合钙组，加喂 4mg 甘氨酸螯合钙。

H 组：大剂量甘氨酸螯合钙组，加喂 8mg 甘氨酸螯合钙。

这两组的目的是要验证我们的理论，用不同剂量治疗绝经后出现的原发性骨质疏松。观察其对骨密度的贡献，对骨小梁结构的影响。

4. 骨密度的测定

在喂养到 100 天时，各组大鼠全部处死，取其右腿股骨，去除多余软组织，待测骨密度。

使用的仪器：美国 Hologic.公司生产的 QDR-4500W 型双能 X 射线骨密度测定仪，自动统计分析给出结果，所得原始数据均输入计算机，采用 Microsoft Office Excel 5.0 数据分析软件中的 t 检验分析，最后的结果列在表 1。

表 1 实验动物骨质疏松模型服用药 100 天及对照组测量结果统计

分组	n	Est.Area $(mm^2, \bar{x} \pm s)$	Est.BMC $(mg, \bar{x} \pm s)$	BMD $(mg/cm^2, \bar{x} \pm s)$	ΔBMD%
A 组(假手术对照组)	10	112.6±6.257	51±5.676	47.6±2.716	51.0
B 组(去势对照组)	10	112.6±8.058	34±5.164*	31.6±7.043*	100
C 组(雌激素对照组)	10	110.3±4.218	43±6.99#	38.2±4.89##	20.8
D 组(二膦酸盐对照组)	10	112.4±2.797	46±11.34#	41.3±8.38#	30.7
E 组(钙尔奇 D 对照组)	10	112.1±4.023	34±11.74	29.7±9.73	−6.0
F 组(辛伐他汀对照组)	10	113.1±4.332	47±8.13#	41.4±7.44	31.0
G 组(常规剂量组)	10	107.7±3.119	57±8.23##	53.4±7.44##	69.0
H 组(大剂量组)	10	108.2±3.368	55±5.27##	50.2±5.12##	58.9

*去势对照组与假手术对照组比较 $P<0.001$；#实验组与去势对照组比较 $P<0.01$；##实验组与去势对照组比较 $P<0.001$

5. 结果与讨论

（1）从表 1 可以看出，经过 100 天的喂养之后，假手术对照组（A 组）的骨密度是 47.6mg/cm²，这是正常发育的标准骨密度值。去势对照组（B 组）的骨密度是 31.6mg/cm²，这是经 100 天喂养后，去势 130 天的标准骨密度，这个值比（A 组）低了 16mg/cm^2，说明去势之后，骨密度的降低非常显著。钙尔奇 D 对照组（E 组）的骨密度是 29.7mg/cm^2，比正常组小 17.9mg/cm^2，这个数值甚至低于 B 组。所以，以大量补钙来治疗骨质疏松的思路是不可取的。以抑制破骨细胞活性为大角度思路的雌激素对照组（C 组）经过 100 天喂养之后，骨密度是 38.2mg/cm^2，二膦酸盐对照组（D 组）骨密度是 41.3mg/cm^2，这两个数值都大于 B 组，表明对增加骨密度有正性促进作用，但却小于假手术对照组。以激活成骨细胞活性为思路的辛伐他汀组（F 组），骨密度是 41.4mg/cm^2，这个数值和二膦酸盐组几乎相同，对骨密度有贡献，但也并非明显高于 C 组，其作用和 D 组具有相同的水平，而且仍低于 A 组。新理论指导下发明的甘氨酸螯合钙小剂量组（常规剂量组，G 组），骨密度 53.4mg/cm^2，大剂量组（H 组），骨密度是 50.2mg/cm^2，这两个数值都明显高于假手术对照组。倘若仅从骨密度数据作为药效的判据，应该说，新理论与其他三种思路相比，不仅是效果显著，而且治好了去势大白鼠的骨质疏松疾病，而其他四种药物都没能治好这种骨质疏松病，证明了新理论的正确，它对治疗去势大白鼠的骨质疏松，其效果好于所有的药物，而且骨密度超过了假手术对照组。但是，我们认为得出这样的结论为时尚早，不能仅以骨密度的增加作为治疗骨质疏松的终点，骨密度并非是决定骨质量的唯一因素。骨密度与骨的微观结构及其材料没有相关性，给不出任何关联信息，如 NaF 可以使骨密度迅速增加，但是无论是在小鼠体上的实验和人服用后的临床观察，都证明了骨密度增加了，但骨强度却下降了[21]。所以，发生骨折与不发生骨折的骨密度有不可忽视的重叠现象，如果把骨密度的增加作为骨强度的唯一标准，会有极大的危害性。把增加骨密度作为治愈骨质疏松的终点在科学上是不充分的，因为骨强度(抗骨折能力)由两个因素决定，第一个是骨的微观结构，第二个是填充在有机框架空隙之间的矿物质的质量(结晶)与数量(矿化度)，犹如一个建筑物一样，最合理的力学结构，以最小矿物含量，达到最大的生物力学强度，这才是人们期望的骨质量。

(2) 自图 6～13 给出了各组大白鼠的骨小梁的结构图。

所有的取材都是同去势 100 天同步进行。测定的位置是大白鼠的骨骺板下的骨小梁结构图，所有图表示的都是同一位置，不再多述。图 6 是假手术对照组(A 组)的骨小梁结构图，从图上可以看出，骨小梁厚度均匀，排列紧密，连接有序且成网状，这是大白鼠不受任何因素干预而正常发育的骨小梁结构。图 7(彩图 1)是去势对照组(B 组)的骨小梁结构，这是去势之后，除了服喂标准基础饲料，而不服其他药物，一个真实的绝经之后发生的骨质疏松的标准骨小梁结构图，它为服药后骨小梁的变化提供一个直观可比的标准。从图 7 可以看出：骨小梁稀疏，

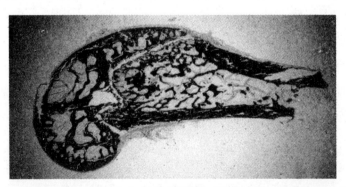

图 6　假手术对照组(A 组)大白鼠骨骺板下骨小梁结构图，同去势服药 100 天组同时取材。骨小梁间连接有序成网状、厚度均匀

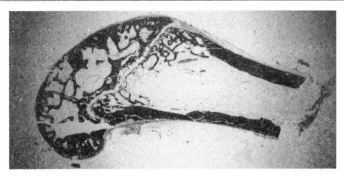

图7 去势对照组(B组)大白鼠骨骺板下骨小梁结构图,同去势服药100天组同时取材。骨小梁稀疏,厚薄不均,连接差,边缘有锐利的吸收盲端(彩图1)

厚薄不均,连接差,边缘有锐利的吸收盲端,好像腐朽的木质结构。

图8(彩图2)是加喂雌激素组的骨小梁结构图,图9(彩图3)是服用二膦酸盐的骨小梁结构图。这两组结构的共同点是骨小梁数目较去势对照组(B组)增加了,但明显的少于假手术对照组(A组),骨小梁稀疏,连接差,但有点变粗,这两组代表了

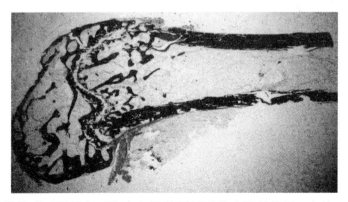

图8 雌激素对照组(C组)大白鼠骨骺板下骨小梁结构图,去势30天服雌性激素100天时取材。骨小梁数目较去势对照组(B组)增加,但少于假手术对照组(A组),骨小梁稀疏,但较粗,连接差(彩图2)

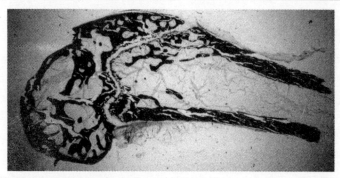

图 9　服用二膦酸盐对照组（D 组）大白鼠骨骺板下骨小梁结构图，在去势 30 天开始服药，到 100 天时取材。骨小梁数目较去势对照组（B 组）增加，但少于假手术对照组（A 组），连接差（彩图 3）

抑制破骨细胞活性后，骨小梁重建的变化趋势。

　　图 10（彩图 4）是服用钙尔奇 D 的骨小梁结构图，从图 10 可以看出，骨小梁数目不仅明显少于假手术对照组（A 组），甚至还不如去势对照组（B 组），这种结构与骨密度的数值非常吻合，但它的特点比假手术对照组粗了些，这个图表示了大量补

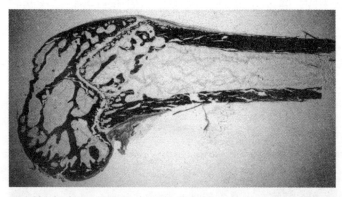

图 10　服用钙尔奇 D 对照组大白鼠骨骺板下骨小梁结构图，去势 30 天服钙尔奇 D100 天时取材。骨小梁数目明显少于假手术对照组，与去势对照组基本相似，不同之处为骨小梁比假手术对照组粗大（彩图 4）

钙对骨小梁没有什么贡献。图11是服用辛伐他汀组骨小梁的结构，可以看出，骨小梁排列有序，厚度较为一致，小梁间连接呈网状，与假手术对照组较为相似，只是骨小梁显得稀疏一些，这一组表现了激活成骨细胞对骨小梁的影响，很明显其结构更像假手术对照组。

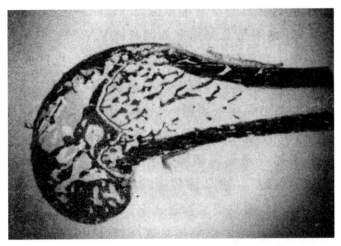

图11　服用辛伐他汀对照组(F组)大白鼠骨骺板下骨小梁结构图骨小梁结构排列紧密，小梁间连接呈网状，排列有序，与假手术对照组较为一致

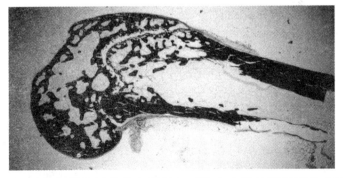

图12　服用小剂量甘氨酸螯合钙组(G组)大白鼠骨骺板下骨小梁结构图，去势30天服药100天时取材。与去势对照组相比，骨小梁结构增加，稀疏骨小梁变得粗大，连接改善，骨小梁体密度增加(彩图5)

图 12（彩图 5）是服用小剂量甘氨酸螯合钙组（G 组）的骨小梁结构图，图 13 是服用高剂量甘氨酸螯合钙组（H 组）的骨小梁结构图，从图 12 可以看出骨小梁明显粗大，与去势对照组（B组）相比骨小梁结构增加，连接增加，骨小梁体密度增加，与假手术对照组（A 组）相比，网状的均匀程度却差于假手术对照组，但是骨密度大于该组（53.4＞47.6），图 13 可以看出，与去势对照组相比，骨小梁显得更粗大，但数目却少于图 12，更少于假手术对照组。

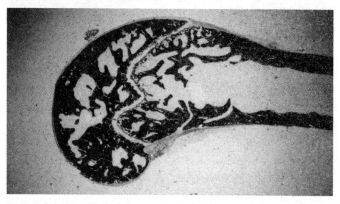

图 13　服大剂量甘氨酸螯合钙组（H 组）大白鼠骨骺板下骨小梁结构图，去势 30 天服药 100 天时取材。与去势对照组相比，骨小梁变得更粗大，骨小梁体密度增加，但数目少于假手术对照组，分布也不均匀

当我们将图 9 与图 11 相比时，骨小梁结构明显不同，从结构来看，图 11 更接近假手术对照组，但这两组的骨密度却非常相近（41.3，41.4）。图 6～13 骨小梁的结构都不相同，虽然骨密度可以相同，仅这里可以看出，相同的骨密度，可以有非常不同的微观结构，单从骨密度数值大小，给不出微观结构的任何信息、任何差别，而微观骨小梁的结构是极其重要的。

骨小梁的这种交联的网状结构对骨皮质构起了侧向结构支

撑作用，对骨的整体结构的生物力学强度起到了关键作用，图 6～图 13 可以看出，骨小梁的再建和骨小梁的正常发育过程是不可重复的，文献[22]报道：迄今各种干预措施仅能使纤细的骨小梁增粗，小的穿孔得以修补，尚不能使断裂的骨小梁再连接。我们实验的结论与之非常吻合。这说明骨小梁的发育和重建是可以被干预的，可以受控的，但是干预的机制不同，就会有不同的结构，这标志着骨小梁再生的随机性、非规范性和复杂性。骨密度的相同，但微观结构不同，会给生物力学强度带来什么影响，这是应该深究的问题。

§5.3.2　实验 2.大耳白兔断骨愈合的实验

骨折在我们日常生活时有发生，发生了骨折要进行断骨的对接和愈合的治疗，在治疗时如何使断骨愈合的既快而质量又好，这是骨科学一个重要课题。本实验设计的目的是把大耳白兔的桡骨人为锯出 2mm 的缺口，然后进行不同药物的喂养对比，以验证甘氨酸螯合钙对断骨愈合的功效。

1．动物的选择与模型制备

选大耳白家兔 80 只，3%戊巴比妥钠溶液静脉麻醉，用间距为 2mm 的双齿锯，于兔的两只前腿的桡骨中上 1/3 处横断，制成具有 2mm 缺损的标准骨折模型，骨断处冲洗后，取净碎骨，闭合伤口，不用外固定。分笼，喂养。

分组与喂养：

把制备好的标准骨折模型家兔随机分成四组，术后第二天分组喂养。①自然愈合对照组（简称对照组）：只喂养标准饲料。②钙尔奇 D 组：除标准饲料外，另加钙 100mg/(kg·d)，相当于人体推荐量的 10 倍。③辛伐他汀组（simvastatin）：除标准饲料外，加辛伐他汀 5mg/(kg·d)。④甘氨酸螯合钙组：除标准饲料

外，另加(甘氨酸螯合钙)10mg/(kg·d)。各组都在第 1、2、4 和
5 周处死一批，进行血清学和 X 线片的观察。

2. 结果与讨论

(1)血清学分析的结果列在表 2。

表 2　各服药组在骨折愈合的不同时期 AKP 测量($\bar{x} \pm s$，U/L)

组别	术前	术后 1 周	术后 2 周	术后 4 周
对照组	7.42±0.58	6.63±0.93	5.15±1.10	9.32±2.75
辛伐他汀组	6.89±1.00	8.85±1.66	9.62±2.25*	12.54±2.81*
甘氨酸螯合钙组	6.81±0.47	7.95±1.76	7.89±1.45**	9.32±2.41
钙尔奇 D 组	6.58±0.51	8.73±2.52	9.65±3.40*	6.88±1.29

对比的结果：$*P < 0.05$；$**P < 0.01$

从表 2 可以看出，血清 AKP(碱性磷酸酶)最高的是辛伐他
汀组。碱性磷酸酶是成骨细胞特异性标志物，依照旧理论的观
点，碱性磷酸酶水平高就标志着成骨细胞水平高，将对断骨愈
合有明显的促进作用，这是目前公认的观点，因此，对于加喂
辛伐他汀组的白兔的断骨理应愈合得最好，可实际结果并不如
此。

(2)X 线观察结果

A. 术后第一周：术后一周的 X 线片观察，各组无阳性差
别，骨折线同样清晰，均未能见到骨痂阴影，证实骨折模型标
准的一致性。

B. 术后第二周：出现了明显差别。

对照组：在 10 例模型中，断端仅有 4 例见到少量骨痂存在
于断端外骨皮质处，呈三角形，其余 6 例无骨痂影像出现，如
图 14 所示。

钙尔奇 D 组：在 10 例模型中，6 例可见到骨痂影像出现，
如图 15 所示。

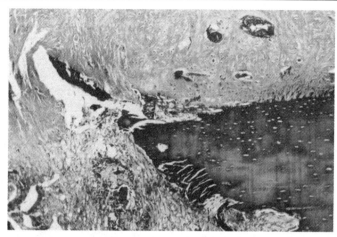

图 14 Masson ×100 对照组术后 2 周，骨折断端仍存在尚未完全吸收的坏死组织及血肿机化，已形成纤维性骨痂，同时骨外膜也出现成骨

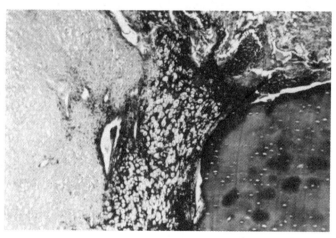

图 15 Masson ×100 钙尔奇 D 组术后 2 周，外骨痂以大量的软骨性骨痂为主

辛伐他汀组：10 例中骨折断端均有骨痂形成影像，多在断骨骨皮质外，呈不规则团块，标准的三角形外骨痂影像不明显。

甘氨酸螯合钙组：10 例中骨痂影像均可见到，外骨膜处距离断端较远处有骨痂形成，而且范围很大，大于其他组，如图 16 所示。

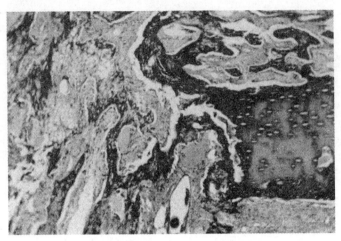

图 16　Masson ×100 甘氨酸螯合钙组术后 2 周外骨痂已以骨性骨痂为主，
骨断端直接有新生骨痂生成

C. 术后第四周和第五周：出现了显著的差别。

对照组：10 例中还有两例骨折端尚未愈合，骨折线清晰可见，有的断端桥形骨痂尚未完全形成。图 17 是第五周时 X 线图，虽然断端髓腔内均可见到封闭性内骨痂，但尚未见到骨塑型与骨髓腔再通的形态。骨痂量仍较多，骨皮质外有着较厚的一层外骨痂。

钙尔奇 D 组：多数骨折线已不清楚，少数仍能见到骨折线。和对照组没有明显差别。5 周时，骨髓腔多数未再通。图 18 所示。

辛伐他汀组：断端间骨皮质外骨痂出现的范围广泛好于对照组和钙尔奇 D 组。五周时，骨折线已不明显，但仍能可见，少量的断骨端髓腔已再通，骨塑型也有开始表现。这个结果比甘氨酸螯合钙组愈合的时间大约晚 7 天左右，但好于其他两组。

甘氨酸螯合钙组：术后四周，骨折模型都已完全达到临床愈合标准，断端完全由骨性骨痂包围，10 例中均已看不清骨折线，骨痂型已开始出现，骨髓腔大部分已再建。五周时，仅在骨皮质见到一薄层外骨痂，证明骨痂已通过塑型阶段而逐渐被吸收。图 19 是第五周时的 X 线图。

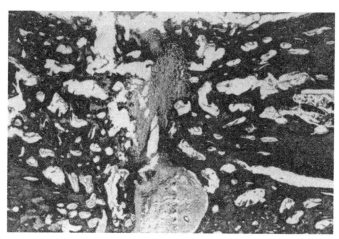

图 17　对照组手术后 5 周，骨断端多数为骨性骨痂，但骨痂尚未完全骨
　　　　性连接，中间尚存软骨性骨痂

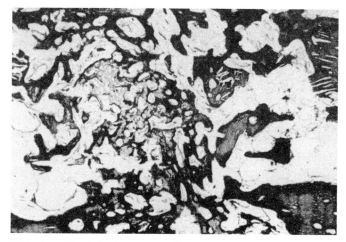

图 18　钙尔奇 D 组手术后 5 周，骨髓腔多数尚未再通，组织仍存在软骨
　　　　性骨痂

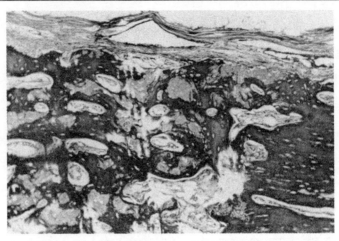

图 19　甘氨酸螯合钙组手术后 5 周，断端完全骨性愈合，髓腔内封闭的
内骨痂已出现骨痂的重吸收，髓腔完全再通

　　从 X 线片的结果分析，可以看出效果最好的是甘氨酸螯合钙组，它比对照组愈合速度提前了 10 天左右，比辛伐他汀组最少提前 7 天。因此，我们可以得出结论：甘氨酸螯合钙参与 I 型胶原的合成，从而促进断骨的愈合，这个功效远远大于通过激活成骨细胞的作用。这就解释了虽然辛伐他汀组血清中骨碱性磷酸酶水平远远高于甘氨酸螯合钙组，但对断骨愈合的促进作用反而不如甘氨酸螯合钙组的道理。

§5.3.3　实验 3.大耳白兔胫骨生物力学的测定

　　本实验模型设计的目的是研究如何预防骨质疏松的发生，即在没有发生骨质疏松之前，给动物加喂某种药物，试图观察看能否提高骨的抗破坏、抗骨折的生物性能。

　　我们在 5.3.1 的实验中特别强调了骨微观结构的重要性，骨的微观结构包括以下的内容：骨小梁网状系统、骨基质结构、骨表面和骨间等，这诸多因素的影响都集中表现在骨的生物力学性质上。所以生物力学性质的测定，是对骨质强度最全面、最综合的检验。

1. 实验动物的选择

实验动物采用了 5.3.2 实验中大耳白兔的后腿，这样就更具有可比性。

2. 结果与讨论

(1)对照组(6 只大耳白兔)弹性极限值(N)是 108.8±8.15，辛伐他汀组(8 只)弹性极限值 127.40±8.64，甘氨酸螯合钙组(8 只)弹性极限值 133.77±18.85(与对照组相比，$P<0.01$)。在医学上，当骨骼受外力作用后有三种形变发生：①弹性形变，即物体受外力之后，微观结构上物体的晶格发生了层间位移，但晶格力仍大于外力；在宏观上，物体受力之后出现了形变，当外力消失后，微观晶格完全恢复，宏观上物体恢复原形，物理性质不变。②塑性平台，这是一个过渡态，是一种准屈服态。③屈服形变(物理学又称范性形变)，即骨骼在这个状态已经是骨折状态，从微观上讲，物体的晶格出现了错位(晶格引力小于外作用力，外力消失后，晶格不能恢复原位)；从宏观上讲，物体的形变在外力消失之后不能再复原，骨骼开始出现骨折迹像。

从测的结果可以看出，甘氨酸螯合钙组的弹性极限值明显高于对照组，也高于辛伐他汀组，表明了甘氨酸螯合钙增加了骨的刚性，提高了骨抗形变的性能(如图 20 所示)。

(2)图 20 是变形曲线图，从图上可以看出，过了弹性期出现了塑性平台，对照组几乎没有真正的平台，碳酸钙组和辛伐他汀组有平台，甘氨酸螯合钙组最明显，其长度约为辛伐他汀组的 1.7 倍。所谓的塑性平台，这是骨骼由弹性形变转到屈服性形变的一种过渡态，这种状态也是由量变到质变的一个过程，既有弹性形变又有屈服性形变，弹性由大变少，逐渐过渡到屈服性形变。这个平台愈显著，标志着骨的脆性愈小，不易发生骨折。

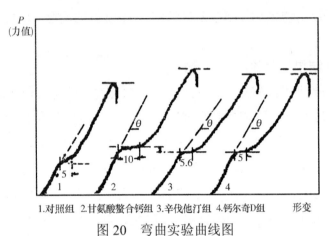

1.对照组 2.甘氨酸螯合钙组 3.辛伐他汀组 4.钙尔奇D组　　形变

图 20　弯曲实验曲线图

(3) 从测的结果和变形曲线我们可以得出如下的结论：①甘氨酸螯合钙可以使骨质的生物力学性能大大增加，提高了骨组织的抗形变、抗破坏、抗骨折的能力，降低了发生骨折的危险，具有预防骨质疏松的作用。②辛伐他汀药是目前公认的唯一激活成骨细胞的药物，如何评价激活成骨细胞对新生骨质的贡献，看来其作用远小于甘氨酸螯合钙的贡献。③骨的正常发育是可以调节的，是可控的，骨的生物力学性能是可以提高的，给我们提前预防骨质疏松的发生提供了一条可行的方法，这对骨科学具有重大意义，甘氨酸螯合钙已显示出预防骨质疏松的显著功效。

§5.3.4　实验 4. 一年临床观察

前三个实验结果充分证明甘氨酸螯合钙对于治疗骨质疏松、促进断骨愈合、提高骨质的生物力学性质，效果十分显著，充分证明了我们理论的正确性。但是一切药物和保健食品最终的目的是要服务于人。所以，只有人服用后得到的统计结果才更具有实际意义，才是判定效果的真实而可靠的标准。为此，我们设计了一年临床观察的方案。征求志愿者，她们都是绝经之后有不同程度的骨质疏松症患者，让她们服用施骨密片，进行自身对比，并进行一年的跟踪观察，借以验证甘氨酸螯合钙治疗绝经妇女的原发性骨质疏松症的实际效果，并对我们的理论进行最终的临床验证。

1．临床被观察者入选条件

入选之前每位志愿者都必须进行体检，确认她们是原发性骨质疏松或骨量减少者，而且无肝、肾损害，无癌症病史，过去一年内无心肌梗死病史，未长期服用过影响骨代谢的药物如鱼肝油、抗癫痫药物等。四个月内未服用过雌激素、降钙素，一年内未用过二膦酸盐、氟化物及糖皮质激素，没有嗜烟及酗酒习惯。

2．检查方法

(1)入选志愿者体检：所有被确定入选的志愿者，必须做血、尿常规，肝、肾功能，血钙、磷、碱性磷酸酶，尿钙/肌酐比值的检查。

(2)骨密度测定仪：采用美国 Hologic.公司生产的 QDR-4500W 型骨密度仪(DEXA-双能 X 射线骨密度仪)测定骨密度(BMD)。

(3)测定区域：测定试验者腰椎 $L_{2\sim4}$ 和近端股骨(包括股骨颈、大转子、转子间和 Ward 区)的骨密度，如图 21 和图 22 所示。

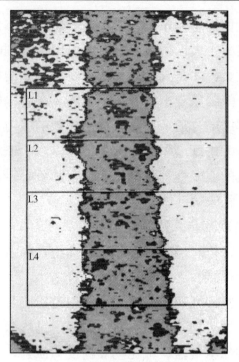

图 21　临床观察测腰椎骨 BMD 的位置

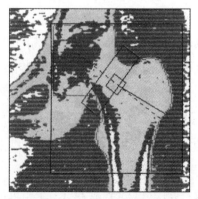

图 22　临床观察测定近端股骨区(包括股骨颈、大转子、转子间和 Ward
区)BMD 的位置

　　(4)骨质疏松与骨量减少的标准:世界卫生组织推荐的诊断
标准,绝经妇女骨密度与 30 岁女性骨峰平均值相比,低于 2.5

个标准差为骨质疏松，低于 1～2.5 个标准差之间为骨量减少。但根据我国国情，我们规定入选的志愿者骨密度低于标准差 2.0 被定为骨质疏松，低于 1～2 之间为骨量减少。

(5)每一个志愿者在服用甘氨酸螯合钙施骨密片之前做一次骨密度检查，然后每三个月做一次检查，服用一年后做最后的检查，加以对比。

3．服用方法及观察指标

(1)要求志愿者每天服一次，一次服用两片甘氨酸螯合钙，白开水送服。

(2)每月发药一次，连续服用一年。

4．试验结果判定方法

(1)判定区域：腰椎 $L_{2\sim4}$ 区；股骨颈区。

(2)骨密度变化：(试验后–试验前)骨密度/试验前骨密度%。

(3)结果判定：①有效：两个区域骨密度全都增加，或一个区上升，一个区减少；②无效：两个区骨密度全部下降。

5．结果

(1)100 个志愿者入选，最后真正完全按照规定坚持下来的只有 34 人，其中两个区域骨密度全部上升的有 10 人，全部下降的有 10 人，一个区域上升，另一个区域下降的有 14 人，总有效率为 24/34＝70.5%。

(2)所有参加试验者都没有不良反应，血压平稳，胃肠功能正常，因骨质疏松引起的疼痛消失，生活质量提高，自主活动的能力得到加强或改善。

§5.4 本章最后的结论

实践是检验真理的唯一标准。一个新理论的发现，只有通过科学实验的验证，才能确定新理论是正确或错误。本章中设计的三个实验，几乎涵盖了骨科学领域所有方面。实验设计的方法未必完美无缺，但它从基本思路上已经清楚地证明了以下问题。

(1)雌激素缺乏不是引发原发性骨质疏松的直接原因，雌激素替代疗法不可能治愈原发性骨质疏松。

(2)"缺钙是引发骨质疏松"的论点是错误的，单纯补钙不可能防治骨质疏松。这种思想内涵的外延是抑制破骨细胞的活性，阻止对骨的吸收来治疗骨质疏松的任何药物，最终都不可能有治愈骨质疏松的效果，这类药(如二膦酸盐、降钙素等)的使用，须谨慎对待。

(3)在这三种动物实验模型中，我们都把加喂辛伐他汀作为对比组之一进行了验证，但结果都没有给出预期的结果，虽然碱性磷酸酶表达出成骨细胞水平很高，但对治疗原发性骨质疏松、促进断骨的愈合、提高动物生物力学的性能和提高骨组织的抗破坏、抗骨折的能力等重要的实验中，其效果都和二膦酸盐处于同一水平。因此，我们只能说成骨细胞没有分泌胶原蛋白的功能，只有促进胶原合成的功能，一旦缺乏氨基酸原料，成骨细胞水平表达即是很高，但也显示不出其特殊功效。

(4)在设计的三种动物实验模型中，验证甘氨酸螯合钙的作用是我们的主要目的。三个实验结果是：仅从骨密度数值来看，甘氨酸螯合钙治愈了原发性骨质疏松症；对于断骨愈合，促进了断骨愈合的速度，比正常状态提前了 10 天左右达到临床愈合标准；对于生物力学性能，表现出了非常显著的塑性平台，表明提高了骨组织的抗破坏、抗骨折的能力，具有预防骨质疏松发生的功能。

　　综合三个实验的结果和对绝经女性患有骨量减少或骨质疏松症的志愿者服用施骨密片一年的临床观察，可以科学证明，我们新理论的大原则、大方向是正确的。

第六章　某些问题的重新认识

一个新理论提出之后，必然会要以新的理论来重新认识已经发生过的事件，犹如"相对论"提出之后，否定了以太的存在，确定了光速不变的原理，重新解释了光在真空中传播的速度；物质不灭定律发现之后，否定了燃素的存在，重新解释了燃烧的本质。道理一样，我们新的理论提出之后，就必须重新来解释本书第三章中所质疑的问题。

§6.1　单纯补钙为什么不能防治骨质疏松？因为它违背了因果律

骨盐是骨组织的第二大组成部分，骨盐的主要成分是羟基磷灰石$[3Ca_3(PO_4)_2 \cdot Ca(OH)_2]$，没有骨盐就形不成骨组织。但在骨的生成过程中，骨盐总是处于一种被动的角色，文献曾指出[11]：在骨中发生任何质量变化时，骨中的主要矿物质离子(钙、磷、镁)起一种较为被动的作用[By contrast，the major mineral ions of bone (calcium，phosphorus，and magnesium)play a more passive role in any mass changes that occur in bone]，也就是说，无机盐在骨中的增加或减少的变化都是被动的。理由很简单，只有当胶原纤维先构建骨框架，建造成并提供了这些离子沉积的场所之后，这些矿物离子才能进入骨组织并沉积下来，从而增加了骨量，这就是骨基质的矿化；反之，由于骨组织微观结构内部出现了断裂，骨架失去了承载这些无机盐的能力，或者

说失去了结构强度，这些离子因失去了托架又被迫从架上脱落
下来，最后脱离骨组织又被破骨细胞送到血液中，这又是一种
完全被动的角色。总之，若不首先由胶原纤维搭好框架，钙磷
就无处沉积，就不能进入骨组织；若不是由于骨架的首先断裂，
这些骨盐失去了托架，骨盐也不会被迫从骨组织中脱落流失，
因此，骨组织中骨盐的增加或减少，首先是由于骨框架来决定
的，骨盐总是第二位的、被动的角色。

　　自然界中有一个因果律：作为原因的事件，一定发生在作
为结果事件的前面。无论是宏观世界和微观世界都遵守这个规
律。骨质疏松除了表现出骨折率增加之外，可以直接测量的重
要参数就是骨密度的降低。钙、磷元素的流失，谓之缺钙。但
是，钙、磷元素在骨中的增加和减少，作为一个事件，它总是
要发生在骨框架搭成或断裂这个事件之后。因此，钙、磷元素
的流失不是骨质疏松的原因，而是骨质疏松的结果。防止骨质
疏松要找到引起骨质疏松的原因。认为缺钙而引发了骨质疏松
的观点，显然是颠倒了事件发生的先后次序，颠倒了因果律，
把结果当成了原因，"在自然科学中，真实的关系被颠倒了，映
象被当作了原形"，所以不可能找到事物的本质。因此，单纯补
钙的方法是不可能防治骨质疏松的，因为它颠倒了因果规律。

§6.2　抑制破骨细胞的活性,达不到治疗骨质疏松的效果，是由于理论上的不正确

　　错误之一：补钙理论的外延。

　　目前有很多治疗骨质疏松的药物，不管其药理是否清楚，
都公然自称是抑制了破骨细胞的活性，阻止了对骨的吸收，增
加了骨密度。这种抑制破骨细胞活性、防治骨质疏松的原发思

维是来自于"钙缺乏引发了骨质疏松"理论的变异。本书在第四章中曾经指出过：这个思想是补钙理论的外延，因为单纯补钙达不到治疗的效果，只好换个方法，设法从骨组织内部代谢过程中阻止骨代谢，阻止骨盐的流失。补钙理论是不正确的，内涵是错的，外延当然也不可能正确。

错误之二：把骨密度当成评价骨质量的唯一标志。

这些治疗骨质疏松药物药效的唯一指标就是增加骨密度，把骨密度作为评价骨质量的唯一标准，这种思想不仅是片面的，而且是十分有害的。实际上，骨质量应包含骨密度和骨的生物力学性能，即骨的抗骨折强度这两个内容，而且骨强度应是第一重要的，其次才是骨密度的大小。例如氟化钠(NaF)可以迅速增加骨密度，30 多年来，人们发现利用 NaF 治疗骨质疏松，无论是动物还是在人体身上的实验都证明了这种使骨量增加的方法，并没转化为骨强度的提高，在人体上，用 NaF 治疗骨质疏松的试验中，通过骨骼的活性检验，服用 5 年后的病人，BMD 下降不明显，而骨强度却下降了 45%[21]。如果仅以骨密度来作为骨质量的标准，那将会给患者带来巨大的危险。

无机盐在骨组织中有两种形式，一种是晶体羟基磷灰石 $[3Ca_3(PO_4)_2 \cdot Ca(OH)_2]$，只有这种结晶形式沉积在胶原纤维周围，才能提高骨的强度，提高骨组织抗破坏、抗骨折的生物力学性能；无机盐的另一种形式是无定形的 $Ca_3(PO_4)_2$，这种无定形的骨盐，只可能增加骨密度，对提高骨强度没有贡献。

破骨细胞吸收的是已经凋亡的骨细胞，凋亡了的骨细胞是无活性的空壳，有机质已经是断裂的、多盲端的短肽，无机盐已是无定形的堆积。因此，阻止对这一废物堆的吸收，可以暂时增加骨密度，但对骨强度没有任何意义。所以，前述专论中指出"雌激素可抑制破骨细胞的骨吸收已被公认"、"Aerssen 等的研究表明，E_2 对骨强度没有明显改善"，为什么骨量增加了，而骨强度却没有明显改善，就是这个道理。

错误之三：破骨细胞的功能是不能被抑制的。成骨细胞、骨细胞和破骨细胞的作用是一个完整的循环体系，缺一不可。当成骨细胞犹如蚕蛹做茧，逐渐被包埋于自己促进合成而后又被矿化的骨基质中，失去了活性，并发生了质的变化，由成骨细胞变成了骨细胞，成骨细胞消失，骨细胞产生，成骨细胞完成了自身代谢。

骨细胞生成之后，长出许多胞浆突起，这些突起伸进到骨组织的腔隙中，与骨表面突起接触连通，传递信息、传递物质、把本身含有的胶原纤维连接到已经搭好的骨架上，继而使胞内含有的无机离子渗入到胶原纤维架的空隙中，使骨组织增长，增加骨盐，当骨细胞把它含有的成分输送出去以后，自己变成了干涸空腔，体积不断收缩，细胞核逐渐干涸，趋向凋亡，最后被破骨细胞吸收。

破骨细胞是一种多核巨噬细胞，它是由来自于血液中的单核巨噬细胞在骨组织中通过融合分化，成为成熟的破骨细胞。凋亡的骨细胞变得干涸，有机组织断裂，短肽盲端大量出现，已经脱离了同正常纤维骨架的连接。当血液中的单核巨噬细胞遇到了凋亡的骨细胞时，它所含有的酶就会同短肽盲端发生融合作用而停留在凋亡的骨细胞处，并会彼此聚合起来，缩合成多核巨噬细胞，把凋亡的骨细胞包围起来，分泌出更多的酶（如氨肽酶、羧肽酶，它们被称为肽链外切酶），把这些断开的短肽溶解掉，并使剩余的矿物质离子分离出来，送到细胞外液，最后进入血液。破骨细胞进入血液之后重新分解成单核巨噬细胞。

凋亡的骨细胞被破骨细胞全部吸收掉之后，新的骨表面再现，新的成骨细胞在新的骨面上又开始了新一轮的作用，这三种细胞的代谢是一个整体、一个生物体内代谢链，没有这个链，幼骨就不可能成熟，骨骼就不可能发育。

生命体是一个非常复杂的体系，但它不是一个封闭体系或孤立体系，而是一个开放体系。它所遵守的热力学原理不是可逆过程热力学，它同环境有物质和能量的交换，生命体内有物质的汇，也有自由能(G)、焓(H)、熵(S)的源，这个体系内有物质流、能流、熵流和信息流，它是一个永远不可能达到平衡态的体系。

但这个体系是一个稳定态，即这个状态不是时间的函数，不随时间改变。倘若这个状态有轻微的改变，体系会自动调节物质流和能流的速度和流量，重新使体系回到稳定态。抑制破骨细胞的活性，就是对稳定态的改变，体系一定会自动调节破骨细胞恢复它的功能，使体系恢复到稳定态。因为上述三种细胞的代谢是一个相关联的整体，任何一种细胞的代谢都不能被中止。一旦这个体系变成了时间的函数，就是疾病的开始，$\dfrac{\mathrm{d}s}{\mathrm{d}t}$ 越大，疾病也就越大(s——代表稳定态，t——代表时间)。

破骨细胞来自血液，它的产生是不可能被阻止的。它的活性可以短时间被抑制，但不能被永久地阻断。骨细胞代谢后凋亡的状态必须被清除，这是骨代谢本身的规律。新的理论认为：以抑制破骨细胞的活性阻止骨吸收的药物，如雌激素、二膦酸盐、降钙素、改进后的氟化钠、以补肾为主的中药等等，在短时间内可能有增加骨密度的作用，但这些药物的药效期是很短的，时间一长，病情仍然会加重，这些药物最终都不会有治愈骨质疏松的效果，都不可能阻止骨质疏松疾病向着不断加重的方向发展。因为这些药物的理论是错误的，破骨细胞的活性是不可能被抑制的。以抑制破骨细胞活性和数量为功能的降钙素，在临床上发现，用降钙素治疗短期效果非常明显，而长期使用则效果欠佳，甚至骨的吸收率有时恢复到原有的高水平[1]，其原因就是我们新理论所提出的：破骨细胞的功能是不能被阻止的。同样，长期给雌激素，会使骨的吸收和骨的形成过程都下降，而骨形成的过程下降更为明显，反而会出现钙的负平衡，骨量丢失加剧[16]也是这个道理。实际上，即便是短时间内有效果，增加了骨密度，对增加骨的强度也没有意义。

这就是新理论对以抑制破骨细胞活性的药物，最终都不能治疗骨质疏松的原因的解释。

这些药物的使用是值得商榷的。

§6.3　关于雌激素作用的再认识

§6.3.1　女性绝经之后雌激素水平的降低不是疾病

激素(hormones)这个词是 1904 年由 Banliss 和 Starling 提出来的。它是由生物体内特殊组织或腺体合成并分泌出来的极微量的有机物，很像人体内的微量元素，虽然量很少，但对人体的生理功能有着极大的调节作用。它是由血液输送到人体特定部位，在这一部位引起特殊的生理作用。人体内有很多种激素，雌激素[包括雌激素(ER)和孕激素]仅仅是人体内的一种。激素的合成与分泌都要直接或间接地受到神经系统的控制和支配[23]，如图 23 所示。

人体内外环境的变化对激素的合成或分泌产生有效的调控，其途径是通过相应的感受器官(如雌激素的分泌受到握手、接吻、拥抱、性生活等的直接影响)和传入神经，或是直接地作用于中枢神经系统某一部位，从而调节某一种激素的合成与分

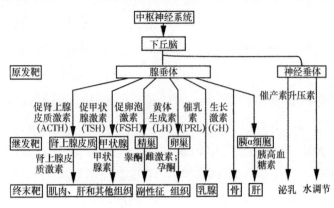

图 23　垂体调控下的内分泌调节系统[23]

泌，以达到某些基本生理、生化活动与内外环境相适应[23]。生命现象是十分复杂的，受激素调节的生理活动反过来又会影响激素的合成与分泌，这种信息的反馈作用是非常重要的。

　　激素的合成与分泌是生命现象，它同生命是同步的，也有着高潮期、平衡期和衰减期。雌激素是性激素，主要调控女性的性器官发育、排卵、受孕与保胎。

　　女性随着年龄的增长，性生理活动也在不断发生变化，由旺盛期到平衡期，到衰减期，如性生活欲望降低，性特征减退，对性刺激反应迟钝，性器官萎缩，相应的调控性功能的雌激素的合成与分泌功能也随之衰减直到终止。实际上，老年期就是从人体合成某些成分能力的衰减开始的。这是生命活动的正常进程，随着年龄增大，性功能的衰退，雌激素分泌的减少，这是必然的规律，这不是疾病。

§6.3.2　雌激素缺乏不是女性原发性骨质疏松的直接原因

　　深刻而又精辟的成语"解铃还须系铃人"告诉人们：倘若真是由于雌激素缺乏而引发了绝经女性的骨质疏松，那么及时给患者补充雌激素就应该立刻治好这种病，这是对症施药，应该解下这个铃，且不会有副作用，可实际情况却不是这样。

我们在第五章实验 1 中，用去势(摘除大鼠卵巢，相当于女性绝经)方法制备了大鼠骨质疏松模型，但是在 100 天的喂养对比实验后，骨密度测定的结果：直接补充雌激素(ER)的这一组骨密度并不高，仅是 38.6mg/cm^2，小于辛伐他汀组(被认为是作用成骨细胞)41.4mg/cm^2，小于二膦酸盐组(被认为是作用于破骨细胞)41.3mg/cm^2，更小于假手术对照组 47.6mg/cm^2，这些结果说明：用雌激素缺乏制造出来的原发性骨质疏松疾病，当及时重新补充雌激素之后，却治不好这种病，这是为什么？为什么系铃人却解不下他系的铃？反而是甘氨酸螯合钙治好了雌激素缺乏引起的骨质疏松疾病，不仅使其增加了骨密度而且还超过了正常值，我们只能得出这样的结论：雌激素的缺乏不是产生绝经女性原发性骨质疏松的直接原因，不像 1 型糖尿病患者，注射了胰岛素就能立竿见影，降低了血糖。

§6.3.3　补充雌激素必然会产生严重副作用

新的理论认为，大量补充雌激素不仅不能治愈女性的原发性骨质疏松，还必将带来严重的副作用，这是必然的结果。

人体所有的生理活动是一个相互协调的系统，遵守着非平衡热力学原理，是一个稳定态。人体内各种激素的合成与分泌是相互关联，相互制约维持着人体的正常活动，激素分泌的时间和数量受到高级神经系统的调控，使机体内外环境相适应，任何一种内分泌功能如果出现亢进或减退，就会打破这种稳定态，扰乱正常代谢及生理功能，影响到机体的正常发育和健康。

众所周知，在研究骨质疏松的科学实验中，用切除大白鼠卵巢制备骨质疏松的模型是被公认的方法，而这个方法的本质就是有目的地破坏了机体内各种激素分泌的相互平衡。新理论认为：用摘除卵巢的方法制备的骨质疏松模型和老年女性绝经之后出现雌激素减少的状态缺乏科学可比性，因为这是两个有巨大差异的生理状态。模型制备时，正是大白鼠处在生育旺盛期，体内的各种激素的分泌都处在同步旺盛期，突然摘除了卵巢，制造了雌激素分泌障碍，必然要打破其他激素正常的分泌的代谢，出现内分泌系统功能障碍，导致了骨质疏松的病态；而老年女性绝经的出现是另一种状态，女性随着年龄的增长，体内各种生理功能都在衰减退，雌激素逐渐减少，甚至到绝经，身体由旺盛期已发展到衰老期，各种激素的分泌与年龄同步也处在衰减期，这是体内外环境相适应的自然状态。虽然都是雌激素水平降低了，但出现时其体内状态和原因有巨大的差异，所以摘除卵巢的大白鼠一定发生骨质疏松，但绝经女性，不一定都发生骨质疏松。

同样道理，给绝经女性大量补充雌激素，也是对激素分泌平衡的突然破坏。老年女性绝经是生命进程中的正常现象，是与年龄相关联的体内外环境的相适应，各种激素分泌都处在低水平态。在绝经之后出现的骨质疏松机制尚不清楚时，大量补充雌激素，这是低水平态的突然亢进，必然引起各种激素分泌紊乱，出现代谢障碍，稳定态的破坏，必然引发各种疾病。新理论认为大量补充雌激素首先要引发心脏病的增加，因为这是心脏的超负荷工作，年龄越大危险性愈大。另外，由于补充雌激素时间和数量都和生理要求不同步、不匹配，因此，与性功能相关的器官如子宫、乳腺也必然会出现疾病，这将是必然要出现的副作用。雌激素的施用，应当商榷。

虽然大量补充雌激素不能治愈骨质疏松，但从切除大白鼠卵巢的科学实验模型来看，骨生长和雌激素分泌水平确有某种关联，而这种关联又是不可逆的。新的理论认为雌激素的水平可能影响到了骨基质的合成(这个机制应是间接的)。倘若在建立科学实验模型时，在切除卵巢之后，就立刻科学地给予甘氨酸螯合钙，被切除卵巢的大白鼠就不会发生骨质疏松，虽然骨小梁不具有重现性[22]，但骨密度、骨强度决不会受影响，这必将被科学实验所证实。

§6.4　成骨细胞只有一种功能

人们一直认为成骨细胞有两种功能，既能够分泌胶原蛋白，又能促进合成胶原蛋白。

新的理论认为：成骨细胞仅有一种功能，即促进胶原蛋白合成的功能，而不具有分泌胶原蛋白的功能。

在骨科学的研究中，表达成骨细胞水平唯一的标志是骨中的碱性磷酸酶(AKP)。依过去的理论认为，骨的 AKP 水平越高，表达出成骨细胞水平就越高，就会对新骨的生成有明显的促进，对治疗骨质疏松的效果一定显著，许多研究者都把 AKP 的水平作为药效的唯一标志。

于顺录等 [17]认为，他汀类药是目前唯一可激活成骨细胞的药物，在本书第五章"关于治疗去势大白鼠骨质疏松的模型实验"中，使用辛伐他汀与雌激素、二膦酸盐等药物进行了系统对比，在完全相同的条件下，经过 100 天服药喂养，最后测定的骨密度结果是：辛伐他汀组大白鼠的骨密度是 $41.4mg/cm^2$，二膦酸盐组是 $41.3mg/cm^2$，这两个数据显示出，抑制破骨细胞活性的二膦酸盐药和激活成骨细胞的辛伐他汀其药效几乎相同，辛伐他汀并没有显示出特殊的功效，辛伐他汀组的骨密度非常显著地小于甘氨酸螯合钙小剂量组；在关于大白兔断骨愈合模型的实验中，我们再一次把辛伐他汀同甘氨酸螯合钙的药效进行了对比，在实验中测定了 1、2、4 周的 AKP 水平，到了第四周，喂辛伐他汀的大耳白兔骨的 AKP 已是 12.54U/L，非常高。这在表 2 中显示的非常清楚。

而甘氨酸螯合钙组的 AKP 仅是 9.32U/L，前者是后者的 1.34 倍，依照旧理论，辛伐他汀组的成骨细胞应是甘氨酸螯合钙组的 1.34 倍，其断骨患处愈合的状态应大大好于后者。但实验结果却恰恰相反，后者却大大好于前者，而且后者比正常愈合时间提前近两周达到临床愈合标准。这是为什么？为什么成骨细胞水平如此高的辛伐他汀组其效果远不如水平低的甘氨酸螯合钙组。

新的理论认为，在断骨愈合骨的再建过程中，合成胶原蛋白的原料甘氨酸是关键，是主要矛盾的主要方面，虽然成骨细胞水平很高，但在甘氨酸水平相同的条件时，显现不出成骨细胞数量多的优势，因为它不是决定的因素。此时，如果成骨细胞本身能分泌出胶原蛋白，那将会是另外一个结果。正是由于成骨细胞不具有分泌胶原蛋白的功能，仅有促进合成的功能，才出现了上述的结果，而这个结果同我们的新理论是非常吻合的、一致的。

第七章　新理论的预言

一个新理论，它应具有的第三个要素是看它能不能预言还未被注意到或将要发生的新现象，依据新的理论，做如下的预言。

(1)骨质疏松和遗传的关系：骨质疏松和遗传基因是有关系的，这是因为母亲的 I 型胶原纤维中三联体 $(Gly\text{-}x\text{-}y)_n$ 内 y 的位置上赖氨酸残基超过了 6% 以上，使得 α-螺旋内和外过早、过多地形成共价交联键，使骨质疏松的发生早于 y 占 3% 的人群。

(2)胎儿发生的骨骼变形(佝偻病)的疾病，和缺钙没关系，其原因是由于胎儿骨结构中 α-螺旋内甘氨酸的位置出现变异，破坏了 α-螺旋内部的氢键，使骨失去了刚性，失去了抗变形的能力，而出现了弯曲。

(3)类骨质的矿化是由快变慢，要完成 95% 的时间大约要 3~6 个月或更长时间(不可能 100% 被矿化)。只要科学地补充甘氨酸螯合钙超过两个新骨生成周期(一年左右)，不管骨密度变化大小，均可以提高骨的强度(抗破坏的能力)，均可以防止因身体失衡而发生骨折。

(4)女性在绝经前两年和绝经后五年内科学地补充甘氨酸螯合钙，可以降低绝经后的骨质疏松发生率 80% 左右。

参考文献

[1] 刘忠厚. 骨质疏松学[M]. 北京：科学出版社，1998：113～119

[2] 谢忠建，伍汉文，超楚生. 正常人摄入相对低钙时的钙代谢平衡研究[J]. 营养学报，1990，12（2）：218～220

[3] 李时珍. 本草纲目[M]. 北京：中国档案出版社，1999：65～570

[4] 李恩，孔德娟，杨学辉，等. 补肾方药对骨质疏松防治的实验研究[J]. 中国骨质疏松杂志，2002，8（2）：166～170

[5] 张月红. 大豆异黄酮对骨代谢影响的研究进展[J]. 中国骨质疏松杂志，2002，8（3）：275～277

[6] 史琳娜，苏宜香. 大豆异黄酮类对去卵巢大白鼠骨丢失的影响[J]. 营养学报，2000，22：113～118

[7] Agnusdei D，Camporeale A，Zacchei F，et al. Effects of ipriflavone on bone mass and bone remodeling in patients with established postemeopausal osteoporosis[J]. Curr Ther Res，1992，51：82～91

[8] 那晓林，崔洪斌. 大豆异黄酮类激素作用与预防骨质疏松研究进展[J]. 中国骨质疏松杂志，2002，8（4）：370～371

[9] 朱汉民. 钙与骨质疏松症[J]. 中国骨质疏松杂志，2001，7（3）：262～266

[10] Dambacker. 骨质疏松和活性维生素 D 进展[M]. 朱汉民译. Basle：EULAR Publisher，1996：48.

[11] Ziegler EE, Ziegler AD, Filer LJ, et al. Present Knowledge in Nutrition[M]. Washington, DC：ILSI Press, 1996：245～255

[12] 张昌颖. 生物化学[M]. 北京：人民卫生出版社，1978：490～501

[13] 沈同，王镜光. 生物化学[M]. 北京：高等教育出版社，1991：361～362

[14] 苗健，高琦，许恩来. 微量元素与相关疾病[M]. 郑州：河南医科大学出版社，1998：150～151

[15] 陆骅，戴魁戎. 基因与原发性骨质疏松[J]. 中华骨科杂志，1997，9（8）：500～502

[16] 郑少雄，刘新胜，单春艳. 骨质疏松发生机理的进展[C]. 第八届全国骨质疏松年会暨第五届全国钙剂年会会议集. 九江，2002：68～83

[17] 于顺录，叶伟胜，孔德诚. 他汀与二膦酸盐对去卵巢大鼠股骨作用比较[J]. 中国骨质疏松杂志，2002，8（3）：243～247

[18] 沃伊特 D. 基础生物化学（上册）[M]. 朱德煦，郑昌学主译. 北京：科学出版社，2003：125～162

[19] Yonath A，Traub W. Polymers of tripeptides as collagen models. Ⅳ.Structure analysis of poly(L-proly-glycyl-L-proline)[J]. J Mol Biol，1969，43(3)：461~477.

[20] 张德昌. 医学药理学[M]. 北京：北京医科大学、中国协和医科大学联合出版社，1998：52~57

[21] 曹立，雍宜民，沈惠民. 骨质量在骨质疏松诊断中的意义[J]. 中国骨质疏松杂志，2000，6(2)：84~87

[22] 孟迅吾.21 世纪面临的老龄问题之一——急需提高我国骨质疏松的研究水平[C]. 中华医学第一次全国骨质疏松学术会议论文集汇编. 北京，2001：1~4

[23] 李建武. 生物化学[M]. 北京：北京大学出版社，1993：279~284

附录一 金属螯合物在人体的吸收过程

在讨论这个问题时，举例多以钙元素为例，以使大家更易理解。

钙是人体中的常量元素，每天都在进行着吸收与代谢的动态平衡。饮食是人体最基础的几乎是唯一的钙源。许多金属元素是人体所必需的，有的是常量元素，如 Ca^{2+}、Mg^{2+} 等；有的是微量元素，如 Zn、Cu、Fe、Se、I 等。人体是怎样从食物中摄取这些元素，真实的过程是什么？这是研究者最关注的核心问题。因为弄清了这个过程才可以利用它。首先让我们来看一下有关文献的报道。

§1.1 某些有关文献的报道

§1.1.1 植物吸收金属元素的过程

当某一金属元素作为肥料施入土壤之后，植物和土壤之间就开始了对金属元素的竞争，"因为土壤本身含有较强的络合剂，如腐殖酸，它是一种含有许多羟基和羧基的多元阴离子物质。植物要吸收必需的微量元素或常量元素，一定要存在有能与这种络合剂相竞争的螯合剂，并取得优先螯合。某些植物的根毛就能分泌螯合剂，可溶解如 Fe_2O_3、$CaCO_3$ 这类化合物，而使 Fe 和 Ca 便于吸收。"[邵懋昭. 生物无机化学. 北京：农业出版社，1988]

结论：

（1）植物根毛分泌出的螯合剂对钙离子螯合能力，必须大于土壤中的络合剂对钙的络合能力，否则钙就不可能被植物的根毛所吸收。

（2）植物吸收钙的过程，是螯合剂和络合剂对钙结合能力的竞争，是螯合反应与络合反应强度的竞争。实际是稳定常数的不同，引起的离子交换反应。

§1.1.2　生理条件下的模拟实验

"在上述配位离子分布图中，一个突出之处是在生理条件下，这些金属配合物大多数以中性配合物（螯合物）状态存在，这些配合物要比带电的配位离子更易于透过生物体内各种脂质膜，因此，这些低分子量的配合物在金属离子的透膜传送中起着极为重要的作用。"[黄仲贤. 丙氨酸二元和三元配合物的 pH 电位滴定法. 高校化学学报，1986，7(8)：661]

结论：

（1）形成这种中性配合物的螯合剂是丙氨酸～氨基酸——低分子质量。

（2）低分子质量的中性配合物比带电的配位离子更易透过细胞膜——搬运透膜。

（3）中性配合物起着极其重要的搬运金属离子的作用。

§1.1.3　氨基酸是搬运金属离子的特殊载体

"Amino acid chelates, on the other hand, are sufficiently stable that they are absorbed intact into biological systems where the chelate bonding is broken and the metal ion and amino acids are utilized by the system at the appropriate sites. In an animal, for example, most metal absorption occurs in the small intestine. The amino acid chelates have been found to have stability constants which are sufficient to hold the chelate intact while it is absorbed into biological tissue. Once absorbed, it is broken down by the system and the metal ion and amino acid ligand portion are then utilizedas needed."[Yonath A, Traub W. Polymers of tripeptides as collagen models. IV.Structure analysis of poly(L-proly-glycyl-L-proline)[J]. J Mol Biol, 1969, 43(3): 461~477.]

结论:

(1)动物体内许多金属阳离子(M^{+x})的吸收发生在小肠处。

(2)氨基酸同金属离子生成的螯合物是非常稳定的,其稳定常数可以保证螯合物以"整体螯合物"进入细胞。

(3)进入细胞的氨基酸螯合物,会被细胞液自动断开螯合键生成金属阳离子+氨基酸配体,且它们分别被利用。

§1.1.4 对生成螯合物的氨基酸的要求

"While any suitable amino acid or protein hydrolysate ligand may be utilized as long as it is free of interfering anions, it has been found most productive to utilize low molecular weight ligands such that the chelate, when formed, will have a molecular weight not in excess of 1500.Preferably, the molecular weights will not exceed 1000 and most preferably not be in excess of 500.Chelates having molecular weights of 300 and under are especially preferred as they are absorbed into biological tissues much more rapidly."[Yonath A, Traub W. Polymers of tripeptides as collagen models. IV.Structure analysis of poly(L-proly-glycyl-L- proline)[J]. J Mol Biol, 1969, 43(3): 461~477.]

结论：

(1)必须消除阴离子的干扰。

(2)氨基酸螯合物的分子质量不能超过 1500，低于 1000 为好，低于 500 最好，倘若 300 或低于 300 的螯合物会非常快地被细胞吸收。

§1.1.5　新的观点

[张经坤，张泽民，于傲. 人体钙吸收理论探讨. 科学通报，2000，45(10)：1114~1115]

(1)带电的钙离子是不能直接被吸收的。

(2)人体吸收钙的位置在小肠处，小肠的刷状缘能自动分泌出小分子氨基酸，在遇到从胃里来的钙离子时，发生螯合反应，生成中性螯合钙。氨基酸螯合钙以整体形式被吸收，进入小肠刷状缘细胞后，螯合键立刻自动断开，分解成钙离子(Ca^{2+})和相应的氨基酸，钙离子被转运到血液中，氨基酸可以被利用也可以透过细胞膜再次同钙离子螯合，起到搬运钙的工具的作用。这一过程通称为载体中介转运。

推论：

(1)人体缺钙的主要原因是小肠分泌氨基酸不足造成的，和摄入量没有线性关系。

(2)以氨基酸螯合钙为补钙剂，维生素 D 就失去了作用，不必另加维生素 D。

(3)氨基酸螯合钙符合人体吸收钙的生理过程，从根本上排除了阴离子的污染，一定具有量小、高效、吸收快、无毒副作用的特点。

(4)人体吸收钙的钙源和在人体外的溶解度没有线性关系。

§1.2 人体吸收金属元素发生在小肠处

人体的小肠是营养吸收的最主要部位，上起幽门下至盲肠，成人的小肠大约 5～7 m，分十二指肠、空肠与回肠三部分。小肠的大约 87.5%的面积被皱褶所覆盖，皱褶表面由小绒毛组成，小绒毛由上皮细胞组成，每一个上皮细胞又有许多毛刷状的边缘，称为刷状缘。刷状缘很像植物的根毛插入土壤起汲取营养的作用。估计小肠表面积大约 $300m^2$，而胃大约 $1m^2$。

上皮细胞膜是双分子结构。极性部分向外向内，非极性部分尾部相接，这样，细胞膜内外都是极性的。中间是非极性，犹如甘油层。膜上嵌有小的短肽或氨基酸。它们可以自由活动，离开细胞同金属离子结合。细胞膜具有重要功能，它是二维液体，有吸收营养(特别是小分子营养物)、排除毒素的功能。

正常情况，人体吸收钙的历程是：食物进入口中，经过胃液的消化，蛋白由长肽变成短肽链，食物中的金属元素也变成了离子。消化过的食物到了小肠，金属离子同刷状缘分泌出的氨基酸/短肽链经过螯合作用，生成中性螯合物，被小肠吸收(而且是以整体分子吸收)，进入细胞、进入血液。

§1.3 吸收机制

§1.3.1 被动吸收机制

它是某一物质由高浓度向低浓度扩散的过程，是一种自发过程，是不消耗能量的过程，在势力学上是 $\Delta f < 0$ 的过程。它的扩散率：

$$被动扩散率 = K\frac{A(C_1 - C_2)}{D}$$

式中，A——扩散面积；(C_1-C_2)浓度差；K——扩散常数；D——膜厚度。

§1.3.2　主动吸收机制

主动吸收机制正好与被动吸收机制相反，它是物质由低浓度处向高浓度处移动，透过生物膜要消耗能量。在热力学上它不是自发过程，而是反自发过程。

它的特点是：

（1）要吸收的物质，需要中介载体，又叫载体中介转运。金属离子的载体就是螯合剂。

（2）载体有一定的容量，它可以与被转运的物质达到饱和，载体的容量可以出现极限值。

（3）对不同结构的化学物质，转运载体有选择特异性。

（4）当化学结构基本相似时，可以出现竞争，出现竞争抑制（我们认为，多种元素同时补充是不合理，单一补充最为科学）。

§1.3.3　补充金属氨基酸螯合物的科学性

补充金属元素的氨基酸螯合物符合人体生理的真实吸收过程，这是最科学的方法，因为这样做同时解决了两个问题：既补充了金属元素，又补充了氨基酸。钙离子（Ca^{2+}）带正电，是不能直接吸收的，需要有中介载体。同样，氨基酸、嘌呤、嘧啶等在小肠中被吸收时，也是主动机制，同样需要有中介载体[张德昌. 医学药理学. 北京：北京医科大学、中国协和医科大学联合出版社，1998：54～55]。氨基酸螯合物用来增加人体、动物、植物的细胞里的金属元素含量，已经是普遍使用的方法，使用氨基酸螯合钙，有以下几个优点：

（1）一个氨基酸螯合钙，具有双补作用，补钙又补氨基酸。

(2)氨基酸螯合钙在人体外合成,代替了食物在胃中的消化过程,使胃功能比较弱的人不受影响,代替了钙离子(Ca^{2+})和氨基酸在小肠的螯合的反应,使肠消化功能不好的人体,也不会受到影响。

(3)代替了小肠分泌氨基酸的部分功能,克服了小肠分泌氨基酸紊乱的问题。

(4)合理地选择可控的氨基酸的分子质量,使螯合钙符合真实的生理过程,提高利用率。

附录二 螯合的概念、螯合物的生成及作用机制

§2.1 螯合概念

具有多基的配位体与金属离子或原子生成具有环状结构的配合物，很像螃蟹双螯钳住了东西。人们形象地称，这种反应为螯合反应(作用)，这种配位基为螯合剂，这种化合物为螯合物。在化学上的定义：①螯合物由配体和中心离子或原子组成；②螯合物一定是环状结构；③螯合物是由配位键组成。

§2.2 螯合物的形成机制

螯合物生成的机制，由中心离子/原子和配位体的性质所决定，下面我们分别讨论配体和中心离子/原子的性质及对生成螯合物的贡献(影响)。

§2.2.1 配体：配位基、配位体

配体，可以是中性分子，如 NH_3、CO、$NH_2(CH_2)_2NH_2$。

也可以是阴离子，如 CN^-、$RCOO^-$、$C_2O_4^{2-}$ 等。配位体中直接同中心离子/原子配合的原子，叫配位原子，配位原子必须含有孤电子对，而且能贡献出来。配位原子授出的孤电子对占据了中心离子/原子的空轨道，同中心离子/原子共享，形成配位键。

配位体中有单基(单齿体)与多基配体(多齿配体)之分。配位体中只含有一个配位原子的称单基配位体(单齿体),如 NH_3、CO、X^- 等;配位体中含有多个配位原子的配体,叫多基配位体(多齿体),如乙二胺 $NH_2(CH_2)_2NH_2$、$(COO^-)_2$、EDTA 等,这种多基配体(多齿体)能同中心离子/原子 M 形成环状结构,好像螃蟹双螯钳住某一东西,这就是配体的螯合作用,这种配体称为螯合剂。

§2.2.2　配体对螯合物性质的影响

(1)配体(螯合剂)使螯合物是正离子:例如 $Cu^{2+}+2en \longrightarrow Cu(en)_2^{2+}$

$$\left[\begin{array}{c} \overset{H}{\underset{|}{HC}}-NH \ HN-\overset{H}{\underset{|}{CH}} \\ \overset{H}{\diagdown} \ \overset{H}{\diagup} \\ Cu \\ \overset{H}{\diagup} \ \overset{H}{\diagdown} \\ \overset{|}{HC}-N \ N-\overset{|}{CH} \\ H \ H \ H \ H \end{array}\right]^{2+}$$

(2)配体使螯合物是负离子:$Fe^{2+}+6CN^- \longrightarrow [Fe(CN)_6]^{4-}$

(3)配体使螯合物为中性分子:$Cu^{2+}+2NH_2CH_2COO^- \longrightarrow Cu(NH_2CH_2COO)_2$

$$\begin{array}{c} O=C-O \quad \overset{H}{\underset{|}{N}}-CH_2 \\ | \quad \overset{H}{\diagdown Cu \diagup} \quad | \\ H_2C-N \quad O-C=O \\ \quad H \end{array}$$

图中 Cu^{2+} 与 O 之间两个带有箭头的短线代表既满足配位数又满足电价形成的键,这叫内配盐,是电中性的又叫中性螯合物。

甘氨酸根同 Cu^{2+} 生成了具有两个五元环的中性螯合物。又如乙二胺四乙酸二钠盐(EDTA),含有 6 个配位原子(2N、4O),

它与金属离子能形成 5 个五元环，成为一类非常稳定的螯合物。成环以后，要比不成环的配位化合物稳定性增加，称之为螯合效应。

总结：螯合剂影响到螯合物的电荷数，影响到成环的元数（一般五和六元环最稳定），影响到成环的数目，影响到螯合物的分子量、空间构型和旋光性等。

§2.2.3　中心离子/原子

(1)中心离子原子必须有空轨道来接受配位体的孤电子对，形成 σ 配位键(M←L)，简称 σ 键。

(2)中心离子/原子以它能量相近的轨道(如第一过渡系金属 3d，4s，4p，4d)杂化。以杂化后能量相等的空轨道接受配体 L 的孤电子对形成配位键。这种杂化轨道的数目和类型，决定了配合物(整合物)空间结构、配位数和稳定性。

(3)杂化轨道分外轨和内轨。

A. 外轨杂化：即不涉及 3d 轨道。如果配位原子电负性很大，如 X^-、O^-等，不易授出孤电子对，中心离子/原子的电子排布不发生变化，仅使用外部的空轨道 ns、np、nd 与配位体结合，这叫外轨杂化，形成的叫外轨型配合物，举例如下：

Fe $3s^2$、$3p^6$、$3d^6$、$4s^2$

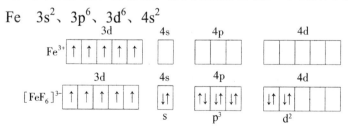

这称为 sp^3d^2 杂化(八面体)，外轨杂化。

B. 内轨杂化：当配位原子电负性较小，配位基体积较小，配位原子容易授出孤电子对，就会影响到中心离子/原子的电子重新排布，它们会腾出内层的能量较低的 d 轨道来接受配位原子的孤电子对，生成内轨型配合物，举例如下：

$[Fe(CN)_6]^{3-}$ $\boxed{\uparrow\downarrow}$ $\boxed{\uparrow\downarrow}$ $\boxed{\uparrow}$ $\quad$ $\boxed{\uparrow\downarrow}$ $\boxed{\uparrow\downarrow}$ $\qquad$ $\boxed{\uparrow\downarrow}$ $\quad$ $\boxed{\uparrow\downarrow}$ $\boxed{\uparrow\downarrow}$ $\boxed{\uparrow\downarrow}$

$\qquad\qquad\qquad\quad d^2 \qquad\qquad s \qquad\qquad p^3$

这称为 d^2sp^3 杂化（八面体），内轨杂化 CN^- 占据了 Fe^{3+} 的两个 3d 轨道，形成了 d^2sp^3 的内轨杂化，所以 $[Fe(CN)_6]^{3-}$ 称为内轨配合物。

内轨配合物比外轨稳定。

杂化轨道类型与配位单元的空间结构关系如附图 1 所示。

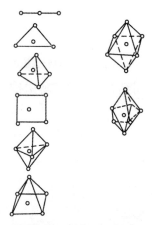

附图 1　不同配位数的配合单元的空间结构

总结：中心离子/原子杂化轨道的类型和数目决定了配合物（螯合物）空间结构，配位数和稳定性。

一个螯合物形成的机制，由配位体（螯合剂）和中心离子原子的各自的性质综合所决定。

§2.3 螯合物的作用机制

由于螯合物独特的结构和稳定性，无论在理论上和实践上都有重要意义。它的应用已渗透到自然科学的各个领域，如冶金、稀有金属(Nb、Ta)的分离与提纯、分析化学、催化、特别是生物化学，在生物体内许多酶(酶是生物化学反应的高效的专一性的催化剂和调节剂)的作用都和结构中含有金属离子的配位结构(大分子的螯合物)直接相关。如胰岛素中的 Zn^{2+}、植物中叶绿素的 Mg^{2+}、人体中血红素的卟啉铁 Fe^{2+} 都有至关重要的作用。下面举两个在医学中医疗作用的例子，具体看螯合物的作用机制。

从附表 1 可以看出，枸橼酸金属螯合物有着不同的稳定常数，利用这个差别进行金属离子交换反应，可以解除重金属中毒，这在目前临床已有广泛应用。从附表 1 可以看出，$\log k(Pb) - \log k(Ca) = 6.50 - 4.68 = 1.82$。

即枸橼酸铅的稳定性比枸橼酸钙稳定性大 100 倍，因此就会进行下列解毒反应。

$$枸橼酸Ca + Pb^{2+} \longrightarrow 枸橼酸Pb + Ca^{2+}$$
$$（螯合物）\qquad\qquad\qquad （螯合物）$$

附表 1　枸橼酸(柠檬酸)——金属螯合物的稳定常数

金属离子	HL_2 型螯合 $\log k_1$
Al^{3+}	7.00
Fe^{3+}	12.50
Ca^{2+}	4.68
Mg^{2+}	3.29
Pb^{2+}	6.50
Hg^{2+}	3.29

但从附表 1 中也可以看出，枸橼酸钙不能解除汞中毒，然

而 EDTA-Ca 却能解除汞中毒，请看附表 2。

附表 2　EDTA-金属螯合物的稳定性常数

金属离子	$\log k_s$	金属离子	$\log k_s$
Hg^{2+}	21.80	Cd^{2+}	16.40
Pb^{2+}	18.50	Cu^{2+}	23.00
Fe^{2+}	17.99	Ca^{2+}	11.00
Fe^{3+}	24.23	Na^+	1.86

EDTA-Ca 实际上是 Hg^{2+}、Pb^{2+}、Cd^{2+}、Cu^{2+} 的解毒剂，这是非常有用的。文献称 EDTA 为有毒金属离子的清除剂[Yonath A，Traub W. Polymers of tripeptides as collagen models. Ⅳ.Structure analysis of poly(*L*-proly-glycyl-*L*- proline)[J].J Mol Biol，1969，43(3)：461~477]。

螯合物还有一个更重要的作用，那就是作为中介运载，搬运金属离子，透过生物膜，增加植物、动物、人体中金属元素含量的独特的，而且是不可替代的作用。

后　记

与真理为友——张经坤教授科研小传

"与柏拉图为友,与亚里士多德为友,更重要的是与真理为友。"是一句科学箴言。即使人们对它是否被作为哈佛大学的校训意见不一,但它所传递的科研精神却被广为颂扬。我的父亲十分喜欢这句话,曾多次将它作为讲座的题目。在本书原版的前言中,他曾就"什么是科研创新"有过完整而清晰的阐述,他的一生就是追求科研创新、追寻科学真理的奋斗的一生。纵然这追寻真理的过程是艰难的,正如他自己常说的那样"真理总是在痛苦中呻吟",他也从不言败,不曾退缩过。

亲爱的读者们,请跟随我一起了解这位严谨的科学工作者,感受他热爱科学、求真求知、敢于探索、勇于创新的科研历程吧!

1. 起步于大学的科研基础

1958年,我的父亲考入南开大学化学系物理化学专业。1963年,他的大学毕业设计师从著名物理化学家朱剑寒教授,论文题目是《α-萘氨基乙酸,苯氨基乙酸同 Fe^{2+},Co^{2+} 和 Ni^{2+} 螯合物的磁性测定》。跟随治学严谨的朱教授,父亲学会了如何使用先进的科研仪器——磁天平,养成了从天气到现象都要细致准确真实记录的实验原则,将浓厚的科研兴趣与严谨的科研态度融合在初次的课题研究中,这为他日后从事金属元素螯合物的研究打下了初步却是坚实的基础。

2. 锻造于动乱岁月中的科研信仰

从 1963 年到 1978 年，父亲在东北工学院（今东北大学）物化教研室任教。这本应是一个年轻教师最朝气蓬勃，最应做出科研成果的黄金 15 年，却不幸遭遇了那段至今仍难以回首的动乱岁月。那些日子深深地摧残着父亲的身心，却无法阻止他内心对科学的热情。在极其艰难的环境下，父亲发誓要把时间用在学习上，他勤奋自律，自学了英语和数理方程以及自然辩证法，发表了《再论热的本质》《元素周期律的发现是唯物论辩证法的胜利》（东工学报）两篇论文。他在文中写道："科学是老老实实的学问，在攀登科学高峰的征途上，不仅要付出艰苦的劳动，而且要敢于破旧立新，敢于打破陈规旧律，这才有可能提出新的重要的创见"。这种坚定的科学信仰在今天看来仍字字珠玑，令人感佩。

3. 重回南开，担任杨石先校长的科研助手

1978 年，父亲调回南开大学，担任杨石先校长的科研助手，从事物理化学方面的理论研究。新的环境和新的时代，令父亲迸发了更大的科研热情。1979 年 12 月，父亲受杨校长委派，担任由教育部聘请的在南开大学元素有机化学所作访问研究的加籍物理化学专家姚玉林教授的科研助手，将他的专著 *Irreversible Thermo-dynamic* 翻译成中文《不可逆过程热力学》（科学出版社 1981 年出版）。对于这样一本囊括了大量物理和数学理论的著作，其概念之多、公式之复杂，连物理学系的专家都鲜有涉及。父亲不仅承担了大量的翻译工作，还推导了书中所有的公式，以至于姚教授都向杨校长称赞起他的物理和数学基础。可谁也不会了解这扎实的理论基础正是他平时勤奋努力的结果，至今我们保留的他 10 多本数理方程推导笔记正是这种努力的最好见证。

4. 勇于挑战，解决了德国冶金学家 Schikorr 1928 年提出的猜想

20 世纪 80 年代中期，父亲作为业务骨干被抽调到新成立的测试计算中心，负责全校大型科研仪器的验收及应用。作为一个痴迷于理论研究的科研工作者，父亲并没有将仪器分析作为他工作的唯一核心，而是同时将仪器分析应用于更深层次的理论创新上。在父亲担任了高校穆斯堡尔用户协会主席后，曾连续参加了四次穆斯堡尔国际会议，在国外杂志上发表 6 篇论文，其中主要研究数据被收录在美国北卡罗莱纳大学化学系的穆斯堡尔数据中心（Mössbauer Effect Data Center, University of Northcarolina, Asheville NC, USA）。

1988 年 8 月至 1989 年 4 月，父亲曾以教育部派出的高访学者身份在比利时 Mons 大学做研究工作。在这一段工作中，他最值得称道的工作是利用穆斯堡尔解决了德国冶金学家 Schikorr. G.E. 1928 年提出的猜想的反应机理，并用严谨的实验加以证实。早在做姚先生科研助手期间，姚先生提出寻找新生态的氢源以改进化肥生产方法的设想，后来姚先生返回了加拿大，可父亲一直没有放弃对产生氢源机理的研究。1928 年，Schikorr 提出了相关科学猜想 $3Fe(OH)_2 \longrightarrow Fe_3O_4 + 2H_2O + H_2\uparrow$， 1977 年美国科学家 Schrauzer 对此猜想提出了一个新的机理，他推想氢气的产生一定与歧化过程中生成的零价铁（Fe^0）有关。无论是哪一个反应，它们的机理都不清楚，都没有经过实验证实，因为没有人敢触碰这个条件极为苛刻的实验。

在父亲的科研字典里，困难与探索并行，挑战与创新同在。为了弄清无氧下氢氧化亚铁的歧化反应机理，他曾多次赴南京大学做实验，南京大学校园里的朵朵白玉兰见证了其中的艰难：既需要设计好苛刻的无氧条件，也需要保障氢气的安全操作，同时还需要考虑催化剂的选择等问题。多次缜密严格的实验，使南京大学物理系主任夏元复教授都深为佩服，主动减免了父亲的全部实验费用。实验结果证实了 Schikorr 猜想中的放氢反应在特定条件下是存在的，也证明了 Schrauzer 机理中 Fe^0 是不存在的，随后父亲用先进的穆斯堡尔谱仪分析了实验结果，并提出了真正的反应机理。

以相应实验为基础，父亲在顶尖级学术期刊《科学通报》上连续发表了 3 篇论文阐述了他对此反应机理的新思路，受到国际同行的广泛关注，10 多个国际专家相继来信索取论文。由于解决了半个世纪未能解决的反应机理猜想，国际著名理论物理大师吴大猷在 1992 年 10 月 2 日给父亲的回信称："对 Schikorr 理论的研究，在应用 Mössbauer 效应于化学作用问题之研究等，至为敬佩。"

在这个过程中有一个小插曲，至今让人颇为回味。1981 年 10 月，父亲在南京大学开会，偶遇了 1977 年提出反应机理的 Schrauzer 教授，在讲座中，父亲向教授提问："教授，您的实验结果我重复不出来。"教授回答："那你回去继续做实验。"父亲说："我做了，我在重复这个实验时，有许多现象与您提出的机理相矛盾。"教授颇为惊讶，"你用什么方法测定的？"父亲大声说："我用的穆斯堡尔谱做的分析"。教授沉默了一分钟，继而认真地说道："那你是对的，我错了……"。

我没有亲历当时的场景，但可以想象，教授一定对眼前这个敢于向自己理论挑战的年轻学者投以赞许的目光，因为他能以高度严谨的科研精神探索科学的真知，能以雄厚的理论和科学实验进行创新性研究，最重要的是，他以自己的行动诠释了在科学真理面前平等和求真的价值。

5. 转向应用，受到王光美等国家领导人的关注

作为一个物理化学家，父亲曾经梦想着能一辈子从事理论研究，尤其是理论物理的研究。但现实往往略显残酷，家庭生活的负担使得他和许多高校教师一样，希望通过开拓应用性研究来减轻经济上的压力，但无论是做理论还是开发产品，他们作为科学家的那种求真、求知的科研初衷从未改变。1994年，父亲开始转向保健品方面的应用性研究。从科研之初，他和同为化学家的母亲就为这种应用性研究定了基调：一定做创新性的科研，不重复别人的工作，并且科研产品要能为人类造福。他们开始进行有关儿童补锌的研究，很快就取得了一定的进展。1995年2月28日，在北京人民大会堂受到了彭珮云、王光美等领导同志的接见。她们指出："儿童补锌是关系到提高我国人口素质的大事，要高度重视。"这是对父母科研工作的重要鼓励和支持。同年，父亲作为专家参加了首次保健食品筹备会。1997年，他们推出了儿童补锌保健品"童可健口嚼片"，其主要功效成分为甘氨酸锌[卫食健字（1997）第094号]。

6. 初探理论，开始甘氨酸螯合钙的科研工作

1995年10月，林佳楣主任到天津指导他们的研究工作，要求为儿童研究一种新型补钙剂。从那时起，父亲开始了氨基酸螯合钙的研究，直至他生命的结束。最初的工作来自于熟悉的实验室，我至今仍记得在1996年天津那个炎热的夏季，父母带着学生每天在实验室里做实验的情景，他们的实验记录至今看来都是弥足珍贵的。这种逐渐深入的过程取得了突破性的进展，2000年，《科学通报》发表了父亲的学术论文《人体钙吸收理论的讨论》[2000年，45（10）：113~120]，这可以说是他对钙吸收理论的初探。

7. 科研产品，施骨密片的诞生

作为一名科研工作者，能将理论研究应用于实践是一件令人欣喜的事，但要让科研成果真正从实验室走向市场，要经过中试、成品、报批等多个环节，这对于一个生活在高校的教师来说几乎是不可能完成的任务，但父亲却做到了，因为他有勇气和智慧面对任何困难，自强不息、坚忍不拔的性格使他永远锁定最高目标。他身上的创新精神，更是一张取之不尽用之不竭的人生信用卡，2001 年 12 月 13 日，应卫生部保健食品司的邀请，父亲做了题为："关于螯合物的生成、作用、性质和毒性等有关知识"的讲座，包括陈孝暑、罗雪云、赵熙和等 13 位营养与食品国家级专家对他的创新精神表示赞赏，该讲座的内容被卫生部颁布的"卫法监发（2002）100 号文件"所采纳，对确定氨基酸螯合物的性质和评判标准提供了极为重要的支持。2002 年，卫生部正式颁布了"卫法监发（2002）100 号文件"，同年 4 月 16 日生效。该文件对申请氨基酸螯合物作为保健品做出了非常明确和严格的规定。父亲科研团队的科研成果能被用以制订这部极其重要的法规性文件，为氨基酸螯合物作为保健食品提供重要的依据，这正是其产品科学性的最有力展现，也有效地阻挡了此类假冒伪劣产品的混世。2003 年，按照卫生部的 100 号文件，由我父亲创办的索源公司申请了以甘氨酸螯合钙为原料的保健食品：施骨密片[食卫健字（2003）第 0170 号]，该产品功效是增加骨密度。作为将氨基酸螯合物应用于骨质疏松治疗的首创性产品，施骨密片的诞生不仅是父母科研成果的结晶，也是对他们求真务实、勇于创新的科学精神的最好诠释。

8. 理论创新，《21 世纪骨质疏松新理论》的出版

从理论到实践，再从实践上升到新的理论是马克思主义的基本哲学思想之一。虽然父母对辩证唯物主义的学习始于大学

时代，但哲学之于科学的意义却贯穿了父亲的一生并在他的科研历程中起了非常重要的指导作用。施骨密片上市后，受到了很多患者的好评，这种案例数不胜数，但每片只含有 20mg 钙，每天最多补充 40mg 钙的服用量远远低于现有一些卫生组织的补钙推荐量。科学家的敏锐使他很快注意到了这种现象，为什么补钙的量这么少但效果却很好，这引发了父亲更多的反思。他开始将全部的精力投入到对骨质疏松成因以及治疗方法的研究上，这对一个跨专业的研究者来说并不容易，但父亲说过："日日行，不怕千万里，常常做，不惧万难事"。我们家里大量的生物化学、骨科学书籍上的眉批旁注记录了父亲"日日行，天天做"的科研足迹。2005 年，我父亲撰写了《21 世纪骨质疏松新理论》一书（北京：科学出版社，2005 年），即本书的第一版。书中集中论述了关于骨质疏松理论的一些新观点，分析了当前国内外所流行的药物为什么不能治愈骨质疏松的生理原因，揭示了这些药物的严重副作用，阐述了骨质疏松的原因是由于胶原蛋白的缺乏致使骨基质代谢不能正常进行而导致的，因而单纯补钙是不能解决骨质疏松的，必须首先补充胶原蛋白。同时，专著中还用 18 项动物实验和一年的临床实践结果验证了新理论，并提出了骨质疏松不仅可以治愈还可以预防的观点。对于时下流行的补钙理论，父亲从最初的赞同到在实践中产生质疑，再带着疑问重新深入研究，最后形成新的创新性理论，这是一条追寻和探索真理的路程，纵然艰辛，他却坚持了整整 15 年。

9. 未能实现的期望

2013 年，父亲被美国骨矿物研究学会(ASBMR)接纳为海外会员，他的英文论文 *A New Viewpoint On Using Glycine To Prevent and Treat Rat's Osteoporosis*（应用甘氨酸螯合钙治疗和

预防大鼠骨质疏松的一种新观点）被学会收录，并被邀请参加
10 月份在马里兰州巴尔的摩市的年会,在新观点单元进行展示。
然而，这竟成了终身的遗憾。父亲被病魔折磨地一天天消瘦，
即使他热盼着能去参会，意气风发地和同行们交流他的研究，
却终究没有成行。当我姐夫把代替他参会的照片带回来的时候，
病床上的父亲已不能说话，只是带着感慨和些许安慰颤抖地写
下了"十年研究"。至今这些情景仍深深刻在我脑海中，不愿回
忆却永远不会忘记。对骨质疏松的研究形成了父亲生命最后 15
年的科研和生活轨迹，他将全部的精力投入这项能给人民带来
福祉的科研工作中，完成了全部的实验论证，提出了创新性的
理论。在许多讲座和文章中，父亲谈到了未来关于骨质疏松研
究需要做的工作。即使他不能看到这些科研工作逐一实现，我
也仍要把它们呈现给亲爱的读者，作为我们继续前行的动力。

　　第一：继续深入研究骨的宏观性质与微观结构的关系，建
立骨小梁构型的张量模型，为研制骨强度测定仪打好数学基础。
第二：开展一种用于人体的、非破坏性的骨强度测定仪的研究。
骨强度是矢量，是骨微观结构和宏观性质统一的物理量，可以
最真实地反映出骨的性质。第三：建立针对骨质疏松的新的诊
断体系和用药体系。第四：建立预防机制，防病胜于治病。新
理论认为骨质疏松是可以预防的，新的预防体系可以阻断骨质
疏松的发生（最起码要把发生率降到最低限），有效地预防骨质
疏松无疑会产生巨大的社会效益和经济效益。

10. 继续前行的坚定

　　父亲去世后的这两年里，我常常沉浸在悲伤和懦弱中不能
自拔。然而，当我重新坐在父亲的书桌旁，静静审视着那略显
凌乱的书架、他最喜欢的那支钢笔、入院前他看的最后一篇论
文，还有他写下的打算在本书再版时增加的文字……，一种前

行的坚定在我心里慢慢升腾。父亲的科研历程是坎坷的、又是坚定的，他对科学的热爱、对真理的探索值得我们尊重。我有责任将父亲对此项科研产品的期待、对骨科学未来研究的展望传递给亲爱的读者和科研工作者们。不忘初心，继续前行，既有仰望天空的目标，也有脚踏实地的坚定！伴随着母亲和父亲科研团队的坚定支持，与真理为友，继续在追寻科研创新的道路上前行！

张　蒂

2016 年 8 月

致　谢

　　人类最珍贵的财富是爱。在本书再版的过程中，我感受到了爱的力量。这力量来自父亲曾经的同事、朋友及我的家人真诚的帮助。感谢你们无私的给予，让我的世界从忧郁而变得渐有光亮，也让我重新变得坚强。特别致谢天津索源生物化学有限公司的经理、厂长以及全体员工对本书再版工作的热情支持，更加感谢天津市宝恒生物科技有限公司的领导及员工的全力合作。特别致谢科学出版社及周园编辑对本书再版的辛勤工作！

张　蒂

2016 年 8 月 22 日于南开园

彩　　图

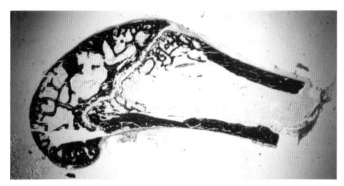

彩图 1　去势对照组（B 组）大白鼠骨骺板下骨小梁结构图，同去势服药 100 天组
　　　同时取材。骨小梁稀疏，厚薄不均，连接差，边缘有锐利的吸收盲端

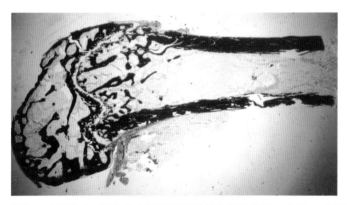

彩图 2　雌激素对照组（C 组）大白鼠骨骺板下骨小梁结构图，去势 30 天服雌性激
　　　素 100 天时取材。骨小梁数目 较去势对照组（B 组）增加，但少于假手术对照组（A
　　　组），骨小梁稀疏，但较粗，连接差

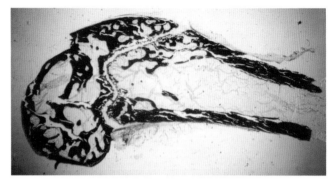

彩图 3　服用二膦酸盐对照组（D 组）大白鼠骨骺板下骨小梁结构图，在去势 30 天开始服药，到 100 天时取材。骨小梁数目较去势对照组（B 组）增加，但少于假手术对照组（A 组），连接差

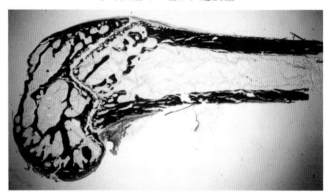

彩图 4　服用钙尔奇 D 对照组大白鼠骨骺板下骨小梁结构图，去势 30 天服钙尔奇 D100 天时取材。骨小梁数目明显少于假手术对照组，与去势对照组基本相似，不同之处为骨小梁比假手术对照组粗大

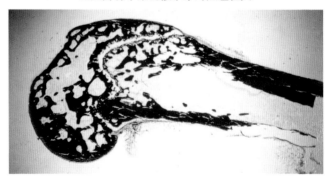

彩图 5　服用小剂量甘氨酸螯合钙组（G 组）大白鼠骨骺板下骨小梁结构图，去势 30 天服药 100 天时取材。与去势对照组相比，骨小梁结构增加，稀疏骨小梁变得粗大，连接改善，骨小梁体密度增加

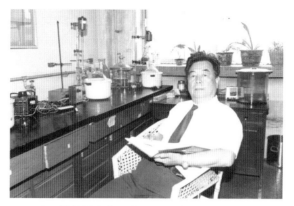

张经坤教授在南开大学测试计算中心实验室

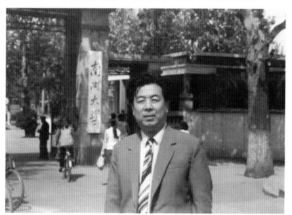

张经坤教授在南开大学校门前

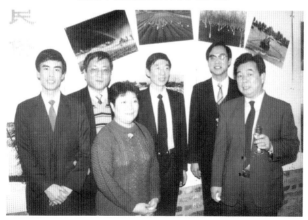

张经坤教授在比利时与大使馆工作人员合影

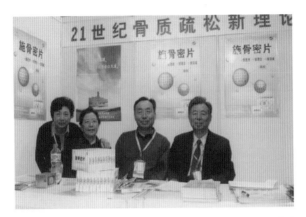

张经坤教授与索源公司工作人员在北京参加保健品展览会

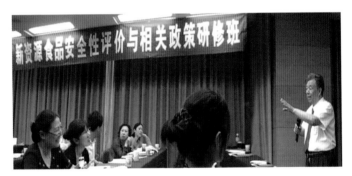

张经坤教授受邀在卫生部新资源食品安全研修班上做讲座

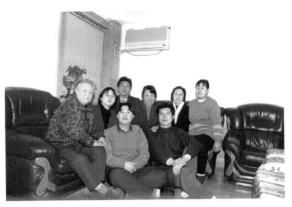

张经坤教授与家人